Carlos García-Escovar

Evolución de la inconsistencia ideológica del Ecuador 1970-2021

Carlos García-Escovar

Evolución de la inconsistencia ideológica del Ecuador 1970-2021

Actitud psicosocial en el desarrollo político, social, económico y cultural del Ecuador

Editorial Académica Española

Imprint
Any brand names and product names mentioned in this book are subject to trademark, brand or patent protection and are trademarks or registered trademarks of their respective holders. The use of brand names, product names, common names, trade names, product descriptions etc. even without a particular marking in this work is in no way to be construed to mean that such names may be regarded as unrestricted in respect of trademark and brand protection legislation and could thus be used by anyone.

Cover image: www.ingimage.com

Publisher:
Editorial Académica Española
is a trademark of
Dodo Books Indian Ocean Ltd. and OmniScriptum S.R.L publishing group

120 High Road, East Finchley, London, N2 9ED, United Kingdom
Str. Armeneasca 28/1, office 1, Chisinau MD-2012, Republic of Moldova, Europe
Managing Directors: Ieva Konstantinova, Victoria Ursu
info@omniscriptum.com

Printed at: see last page
ISBN: 978-620-0-03851-7

Copyright © Carlos García-Escovar
Copyright © 2025 Dodo Books Indian Ocean Ltd. and OmniScriptum S.R.L publishing group

Evolución de la inconsistencia ideológica del Ecuador 1970-2021

…Actitud psicosocial en el desarrollo político,
social, económico y cultural del Ecuador…

Carlos Alberto García-Escovar MD. Esp. MSc. PhD.

Docente de la carrera de medicina de la Facultad de Ciencias de la Salud de la Universidad Laica Eloy Alfaro de Manabí. servimedgarcia@gmail.com

"La naturaleza nunca hace nada superfluo, nada inútil, y sabe sacar múltiples efectos de una sola causa"

Nicolás Copérnico

Segunda Edición 2025

Primera Edición 1992

Planteamiento del problema

Decidimos continuar con el estudio y análisis de la realidad ideológica del pueblo ecuatoriano, y de qué manera esta actitud psicosocial ha influido en el desarrollo político, social, económico y cultural del Ecuador. Hemos ajustado los resultados obtenidos en el trabajo de investigación desarrollado desde el IAEN en 1997 y este que recopiló información en el 2.024. Además, es importante realizar esta investigación con la participación de estudiantes de medicina, y en este caso de la catedra de Fisiopatología. En este protocolo los estudiantes recogen información sobre el pensamiento político popular y sus preferencias electorales de las últimas contiendas, guiadas como siempre, por la hipótesis y objetivos para generar las conclusiones y recomendaciones dentro de la discusión.

Hipótesis:

- La inconsistencia ideológica del pueblo ecuatoriano define la actitud psicosocial poblacional e influye en el desarrollo político, social, económico y cultural del Ecuador

Objetivo General:

- Analizar como la realidad ideológica del pueblo ecuatoriano influencia el desarrollo político, social, económico y cultural.

Objetivos específicos:

1. Identificar el pensamiento político popular y las preferencias electorales de los ecuatorianos en las decisiones electorales nacionales y locales.

2. Identificar el nivel educativo de los ciudadanos al momento de votar y cuando se realizó esta encuesta.
3. Identificar el subsistema de salud que utilizaban los ciudadanos al momento de votar, antes y durante la pandemia del COVID 19.

Materiales y métodos:

Estudio descriptivo transversal, con análisis de casos y controles. Participaran los Adultos jóvenes (<=40), Adultos medios (<=64) y Adultos mayores (>=65) vinculados a los estudiantes de fisiopatología de la Facultad de Medicina de la ULEAM. Se estudiarán las variables independientes: sexo, etnia, grupos etarios, residencia habitual, decisiones electorales nacionales y locales, actividad que tienen durante el día y signos cardiorrespiratorios.

Criterios de inclusión: Adultos de 40 años o mayores de ambos sexos, previo consentimiento informado para participar en este estudio.

Criterios de Exclusión: Adultos impedidos de ejercer el voto en el Ecuador.

Matriz de diseño de proyecto de investigación

Matriz de diseño metodológico del proyecto		
Objeto (problema) de estudio:	Realidad ideológica del pueblo ecuatoriano y su influencia en el desarrollo político, social, económico y cultural del Ecuador.	
Método: Epidemiología Crítica		
Objetivos	Preguntas de investigación	Técnicas de investigación
Objetivo general:		
Analizar como la realidad ideológica del pueblo ecuatoriano influencia el desarrollo político, social, económico y cultural.	¿Cuál es la realidad ideológica del pueblo ecuatoriano y como influencia en el desarrollo político, social, económico y cultural?	Cuantitativa: cuestionario predeterminado.
Objetivos específicos:		
Identificar el pensamiento político popular y las preferencias electorales de los ecuatorianos en las decisiones electorales nacionales y locales.	¿Cuál es el nivel de desarrollo político de los ciudadanos?	Cuantitativa: cuestionario predeterminado.
Identificar el nivel educativo de los ciudadanos al momento de votar y cuando se realizó esta encuesta.	¿Cuál es el nivel educativo de los ciudadanos?	Cuantitativa: cuestionario predeterminado.
Identificar el subsistema de salud que utilizaban los ciudadanos al momento de votar, antes y durante la pandemia del COVID 19.	¿Cuál es el subsistema de salud que utilizan los ciudadanos?	Cuantitativa: cuestionario predeterminado.

Resumen

Este trabajo de investigación se justifica con el entendimiento de la realidad de la evolutiva ideológica del pueblo ecuatoriano frente a su inconsistencia; por tal razón, el análisis y debate generado desde los antecedentes cronológicos histórico-políticos de los movimientos y partidos; aunque, en este periodo de estudio el Ecuador goza de una realidad pseudodemocrática que confunde el entendimiento del pueblo que esta hambriento de un cambio que genere oportunidades dentro del estado de confusión ciudadana que aleja la posibilidad de crear un verdadero proyecto político para el desarrollo poblacional del país y elegimos actualizar esta investigación desde el año 1992.

Para la recolección de la información se utilizó una hoja de Excel 365 y los resultados de las "decisiones electorales nacionales y locales" de los años: 1992, 1996, 1998, 2002, 2006, 2009, 2013, 2017, 2021 y en todos los casos publicados en este trabajo las pruebas de chi-cuadrado dieron una $p < 0.05$ o < 0.01; arrojando los siguientes datos: 56.5% de mujeres y el 43.5% de hombres; Adulto joven (0.8%), Adulto medio (59.6%) y Adulto mayor (39.6%); el 32.3% viven en el cantón Manta, el 48.6% en el resto de Manabí y 19.1% en el resto del Ecuador. Además, se investigó lo referente a como los ciudadanos votaron en la 1° vuelta, nivel educativo al momento de votar, nivel educativo actual, subsistema de salud que utilizaba al momento de votar, subsistema de salud que utilizaba hasta antes de la pandemia, subsistema de salud que utilizó durante la pandemia. Nuestros hallazgos concluyen que en el año **1992** el 46.6% votó por Sixto Durán-Ballén y 15.4% por Jaime Nebot que representan una propuesta político-ideológica conservadora o de derecha (62%); en **1996** el 31.4% voto por Jaime Nebot de derecha y 28.3% voto por Abdalá Bucaram que es populista; en **1998** el 31.5% voto por Jamil Mahuad de la Democracia Popular-Unión Demócrata Cristiana,, 30.1% por Álvaro Noboa que es Empresario-Populista y 19.5% por Rodrigo Borja de Izquierda Democrática; en **2002** el 27.7% voto por Álvaro Noboa, 26.4% por Lucio Gutiérrez que es político, empresario, licenciado en Educación Física, ingeniero civil y exmilitar creo el Partido Sociedad Patriótica; en **2006** el 67.5% voto por Rafael Correa Delgado que es político, catedrático y economista del Movimiento Alianza PAIS y el 17.3% por Álvaro Noboa; en **2009** el 64.8% voto por Rafael Correa Delgado, el 16.1% por Álvaro Noboa y el 8.5% por Lucio Gutiérrez; en **2013** el 55.5% voto por Lenin Moreno Garcés, 21.7% por Guillermo Lasso; en **2017** el 50.8% voto por Lenin Moreno Garcés, 31.2% por Guillermo Lasso; en **2021** el 40.7% voto por Guillermo Lasso y 31.7% por Andrés Arauz.

Palabras clave: Evolución ideológica, antecedentes histórico-políticos, inconsistencia ideológica, movimientos y partidos políticos, pseudodemocracia, decisiones electorales nacionales y locales, populismo.

Abstract

This research is justified by an understanding of the reality of the ideological evolution of the Ecuadorian people in the face of its inconsistency; therefore, the analysis and debate generated from the historical and political chronological background of the movements and parties; However, during this period of study, Ecuador enjoys a pseudo-democratic reality that confuses the understanding of the people, who are hungry for a change that generates opportunities within the state of citizen confusion that hinders the possibility of creating a true political project for the country's population development. We chose to update this research from 1992.

To collect the information, an Excel 365 spreadsheet was used, along with the results of the "national and local electoral decisions" for the years 1992, 1996, 1998, 2002, 2006, 2009, 2013, 2017, and 2021. In all cases published in this work, the chi-square tests gave a $p < 0.05$ or < 0.01, yielding the following data: 56.5% women and 43.5% men; Young adults (0.8%), middle-aged adults (59.6%), and older adults (39.6%); 32.3% live in the Manta canton, 48.6% in the rest of Manabí, and 19.1% in the rest of Ecuador. Additionally, research was conducted on how citizens voted in the first round, their educational level at the time of voting, their current educational level, the health system they were using at the time of voting, the health system they were using before the pandemic, and the health system they used during the pandemic. Our findings conclude that in 1992, 46.6% voted for Sixto Durán-Ballén and 15.4% for Jaime Nebot, who represent a conservative or right-wing political-ideological proposal (62%); in 1996, 31.4% voted for Jaime Nebot, who is a right-wing candidate, and 28.3% voted for Abdalá Bucaram, who is a populist candidate; In 1998, 31.5% voted for Jamil Mahuad of the Popular Democracy-Christian Democratic Union, 30.1% for Álvaro Noboa, a businessman-populist, and 19.5% for Rodrigo Borja of the Democratic Left; in 2002, 27.7% voted for Álvaro Noboa, 26.4% for Lucio Gutiérrez, a politician, businessman, physical education graduate, civil engineer, and former military officer who created the Patriotic Society Party; in 2006, 67.5% voted for Rafael Correa Delgado, a politician, professor, and economist with the Alianza PAIS Movement, and 17.3% for Álvaro Noboa; in 2009, 64.8% voted for Rafael Correa Delgado, 16.1% for Álvaro Noboa, and 8.5% for Lucio Gutiérrez; In 2013, 55.5% voted for Lenin Moreno Garcés, 21.7% for Guillermo Lasso; in 2017, 50.8% voted for Lenin Moreno Garcés, 31.2% for Guillermo Lasso; in 2021, 40.7% voted for Guillermo Lasso, and 31.7% for Andrés Arauz.

Keywords: Ideological evolution, historical-political background, ideological inconsistency, political movements and parties, pseudo-democracy, national and local electoral decisions, populism.

Exordio de la Segunda Edición

La comparación del pensamiento político de izquierdas y derechas desde siempre ha generado controversias; inclusive ha sido y será el eje de movilizaciones poblacionales; sin embargo, la innovación permanente del pensamiento popular dinamiza estos conflictos ideológicos o los ensombrecen a causa de que los verdaderos protagonistas poblacionales y solo logran ser engrosadores de masas ciudadanas; inclusive sin saber, con claridad meridiana, la razón de la movilización. Empero, esta innovación de un conocimiento falso de reivindicaciones sociales trae bravatas coordinadas por lideres improvisados que desgastan las batallas del pensamiento político-ideológico que deberían buscar el fortalecimiento de la democracia que es deslucida por la antipatía y un falso liderazgo; y además, degradan las instituciones democráticas y promueven el culto a la personalidad. Actualmente, no es importante si un candidato se manifiesta como de derecha o izquierda sino más bien el respeto a las libertades o si es inclusivo; por último, las categorías ideológicas tradicionales, actualmente, no trascienden en las decisiones de los votantes. En la actualidad la población urbana más joven es más diversa, culturalmente, que las generaciones anteriores y anteponen las políticas integracionistas, inclusivas y antixenófobas. Los proyectos políticos tradicionales se están reevaluando y hasta son rechazadas por la juventud y prefieren acercarse a propuestas globales, autosustentables, inclusivas e igualitarias. Nuestros antepasados favorecían la economía y la seguridad nacional; mientras que los votantes jóvenes y actuales, hablan del cambio climático y la autosostenibilidad. La educación, salud y empleo son criterios básicos para los electores actuales, abandonando la antigua lucha por los derechos civiles y sociales; los jóvenes de hoy tienen un enfoque más holístico e interseccional, rechazando la marginación social. Con la era digital se priorizan la privacidad y la protección de datos en línea, se apoya transparencia. El electorado joven actual prioriza las políticas que promuevan la integración, inclusión y prácticas antixenófobas. También confían menos en las instituciones tradicionales (partidos políticos y medios de comunicación) y el activismo en línea es el último eslabón de la lucha política popular. La actividad política seguirá siendo relevante si los lideres políticos abordan con claridad meridiana las preocupaciones de este segmento electoral que resulta ser vital.

Carlos Alberto García-Escovar MD. Esp. MSc. PhD.

Contenido

Planteamiento del problema 5
   Matriz de diseño de proyecto de investigación 7
Introducción 17
Justificación 19
Antecedentes 21
   Principios ideológicos preponderantes en la clase política ecuatoriana 22
Metodología 23
   Estado del Arte 23
   Evolución histórico-ideológica del pueblo ecuatoriano 23
      Tipos de ideología 23
   Bases conceptuales para entender la formación ideológica de una comunidad o sociedad poblacional 37
   Diseño muestral probabilístico 38
      Instrumento: Hoja de registro 38
Ética 41
Evolución histórico-ideológica del pueblo ecuatoriano 45
Realidad actual del pensamiento político-sociocultural 48
Movimientos y Partidos Políticos del Ecuador 55
   Organizaciones Políticas Nacionales 55
   Organizaciones Políticas Locales 55
      Azuay 55
      Bolívar 56
      Cañar 56
      Carchi 56
      Cotopaxi 56
      Chimborazo 56
      El Oro 57
      Esmeraldas 57
      Guayas 57
      Imbabura 58
      Loja 58
      Los Ríos 59
      Manabí 59
      Morona Santiago 60
      Napo 60
      Pastaza 60

Pichincha 60

Tungurahua 61

Zamora Chinchipe 61

Galápagos 61

Sucumbíos 61

Orellana 61

Santo Domingo De Los Tsáchilas 62

Santa Elena 62

Organizaciones Políticas Aprobadas 62

Resultados 63

Generalidades para el análisis estadístico 63

Grupos etarios, sexo, residencia habitual, preferencias electorales entre los años 1992 y 2021; nivel educativo y subsistema de salud utilizado por los entrevistados. 65

Discusión 101

Conclusiones y recomendaciones 107

Referencias Bibliográficas 109

Anexos 111

Introducción

Han pasado cerca de 34 años desde el análisis y debate que generó el trabajo de Investigación realizado con motivo XIX Curso Superior de Seguridad Nacional y Desarrollo denominado *"La inconsistencia ideológica del pueblo ecuatoriano, y de qué manera esta actitud psicosocial ha influido en el en el desarrollo político, social, económico y cultural del Ecuador 1970-1991"*. Mientras no existan fuentes de trabajo, medianamente, suficientes no se generarán controversias trascendentes en los lectores; además, los partidos políticos en el Ecuador son insulsos, pues solo permiten a los de siempre cumplir con normas electorales caducas en relación con la realidad ciudadana de los ecuatorianos. En esta segunda edición solo se adiciona un tipo de gobierno, exclusivamente democrático, por así llamarlo; pues la democracia no está formada solo por votar o elegir las autoridades, ojala algún día podamos ejercer verdaderos derechos y lograr un modelo de desarrollo apoyado por un gobierno, verdaderamente popular donde se tomen en cuenta principalmente las opiniones del pueblo verdadero y no de la búsqueda de opiniones, supuestamente, calificadas de alto nivel que sugieren alternativas de solución sesgadas o sin principios verdaderos, sino condicionados por ciudadanos, *al menos*, descalificados por su forma de vida. Nos pasamos mucho tiempo presentando análisis a través de métodos regidos por conveniencias o por criterios académicos desarrollados desde visiones de sectores con intereses intolerantes *o quizás* teóricos que son inconvenientes para nuestro Ecuador. En el nuevo formulario para la investigación de campo, *sin ser perfecto*, busca respuestas al estancamiento voluntario e impávido de la comunidad ecuatoriana.

Esta investigación genera análisis y debate; por tal razón hay que difundir los antecedentes histórico-políticos para que las controversias produzcan criterios constructivos en el lector; además, se despliega una cronología evolutiva de las tendencias ideológicas de los movimientos y partidos políticos.

Justificación

En 1992 presentamos la tesis "La inconsistencia ideológica del pueblo ecuatoriano de qué manera esta actitud psicosocial ha influido en el desarrollo político, social, económico y cultural del ecuador de 1.970 a 1.991" como trabajo final del XIX Curso Superior de Seguridad Nacional y Desarrollo. Actualmente, el estado de confusión ciudadana ha empeorado por la no existencia de un proyecto político, razonable, para el desarrollo poblacional nacional; por lo cual, considero necesario actualizar este estudio para contrastarlo con el realizado en 1992.

Antecedentes

La Constitución de la República del Ecuador es la Ley Suprema y define a nuestro país de derechos y justicia; además social, democrático, soberano, independiente, unitario, intercultural, plurinacional y laico. Su forma de gobierno es presidencialista y descentralizado.

El poder del Estado está dividido en cinco funciones: ejecutiva, legislativa, judicial, electoral y transparencia y control social. Todos los órganos e instituciones del Estado se encuentran incorporadas a una de las funciones; sin embargo, el máximo órgano de control constitucional, la Corte Constitucional, no pertenece a ninguna función y se mantiene autónoma.

- Función Ejecutiva: Presidencia y Vicepresidencia de la República; y Ministerios de Ecuador.
- Función Legislativa: Asamblea Nacional del Ecuador.
- Función Judicial: Corte Nacional de Justicia, Consejo de la Judicatura, Fiscalía General del Estado, Defensoría Pública.
- Función Electoral: Consejo Nacional Electoral, Tribunal Contencioso Electoral, Consejo de Participación Ciudadana y Control Social, Contraloría General del Estado, Defensoría del Pueblo.
- Función de Transparencia: Superintendencia de Bancos, Superintendencia de Compañías, Valores y Seguros.

De acuerdo con el artículo 242 de la Constitución el Estado se organiza territorialmente en regiones, provincias, cantones, parroquias urbanas y rurales; en Ecuador hay 24 provincias.

Principios ideológicos preponderantes en la clase política ecuatoriana

El Ecuador en 1979 retornó a la democracia y hubo varias interrupciones de ejercicio presidencial; además, se produjo una Asamblea Nacional Constituyente y se creó el Movimiento Político Indígena. Con esta realidad debemos reconocer que cualquier conclusión debe incluir los resultados generados en las calles, asambleas populares o editoriales de los periódicos. Todo esto provocó una respuesta empírica sin un espacio de debate auténtico que estimulen líneas auténticas que fortalezcan el desarrollo organizado del Ecuador.

Metodología

Estado del Arte

Cuando decimos "Ideología" nos referimos a un grupo coherente de ideas vinculadas a una forma de gobierno, que no siempre corresponden a la mejor forma de gobernar; por ejemplo: teocracia, democracia, etc., y en todos los casos esta agnada a un sistema económico; por ejemplo: capitalismo, socialismo, comunismo, etc.).

Evolución histórico-ideológica del pueblo ecuatoriano

Tipos de ideología

- Conservadora, cuando propone un método para sostener el sistema en el tiempo.
- Revolucionaria, cuando propone un método para cambiar radicalmente el sistema.
- Restaurativa, cuando propone un método para volver a un sistema anterior.

Toda la Historia del Ecuador, hasta 1830 se puede dividir en dos grandes épocas. La primera, desde el descubrimiento y la conquista hasta la revolución de 1809; la segunda, desde el principio de la revolución de 1809 hasta el año de 1830, en que se constituyó el Ecuador como nación libre e independiente. (Ayala Mora ME, 2008)

Oficialmente denominada como «República del Ecuador», se define como un Estado constitucional de derechos y justicia, social, democrático, soberano, independiente, unitario, intercultural, plurinacional y laico. Su forma de gobierno corresponde al de república presidencialista y se administra de manera descentralizada. (Federico González Suárez, 1890)

Ideología y creencia: La creencia es una convicción no fundada que suele estar basada en los sentimientos y no en la razón. La ideología es el conjunto de ideas fundamentales que caracteriza a una persona, una colectividad o una época. (Rubia Francisco, 2019)

Partidos políticos: El eslabón perdido de la representación. Andrés Mejía. FLACSO Ecuador. 2002.

Los orígenes de los partidos políticos en el mundo moderno datan de mediados del siglo XIX, principalmente, como consecuencia de la instauración en América y Europa de regímenes democráticos caracterizados por la existencia de cuerpos colegiados (parlamentos) y comités electorales. Esto no quiere decir que previo al nacimiento de los partidos políticos no existían otras formas de asociación y organización política; al contrario, la palabra partido era comúnmente utilizada para referirse a aquellas organizaciones o grupos de personas que compartían intereses comunes.

El Ecuador no se alejó de esta historia. El partido conservador se instala como partido político en la segunda mitad del siglo XIX, mientras que el liberalismo hizo lo propio a finales del mismo siglo. Desde ese entonces, el país ha sido testigo del surgimiento y la desaparición de innumerables organizaciones políticas, y de cómo muchas de ellas han conquistado el poder político a través de sus respectivos gobiernos.

En la actualidad, la constante evolución de una ciudadanía cada vez más informada y políticamente activa, obliga a repensar el rol de las organizaciones políticas en sociedades democráticas y a revisar sus fines. Ya no solo se trata de conquistar el poder político y ejercer gobiernos desde sus estructuras, sino de garantizar desde lógicas inclusivas, la participación política de la ciudadanía.

…La celebración de la primera vuelta de la elección presidencial, el 16 de julio de 1978, marcó un paso concreto en la transición democrática de Ecuador.

Todos los actores involucrados habían cumplido con el compromiso adquirido: los militares auspiciaron una pacífica transición pactada; los candidatos presidenciales se registraron en partidos políticos legalmente constituidos; y más del 80% del electorado ecuatoriano acudió a las urnas en aquella jornada. En ese ambiente de festivo retorno a la democracia, no faltaron quienes se adelantaron a alabar los logros y aciertos del arreglo institucional recientemente aprobado, prediciendo que "...la Ley de Partidos está vigente y, observando los resultados electorales desde la óptica de sus enunciados, es muy posible que de los 14 partidos originalmente admitidos como tales, el país deba en el futuro asistir a la contienda entre sólo cinco de ellos, presenciando la descalificación de nueve organizaciones y movimientos políticos" (Domínguez, 1978: 30). Los pronósticos optimistas se derrumbaron después de poco tiempo: en las elecciones de 1984, 9 candidatos compitieron por la presidencia de la República; 10 candidatos compitieron en 1988; y 12 candidatos hicieron lo propio en 1992. Un indicador muy frecuentado para medir el grado de fragmentación del sistema de partidos es el índice Rae de fragmentación: McDonald y Ruhl calcularon en 1988, que Ecuador tenía el valor más alto de 19 países en América Latina y el Caribe: 0.853 (1989: 10).

La ley de partidos no logró su objetivo original de racionalizar la competencia partidaria. Pocos partidos políticos han logrado contundentes triunfos electorales de manera consecutiva, casi ninguno ha podido proyectar su presencia en el territorio nacional y en más de una ocasión, todos han sufrido escisiones internas que han debilitado aún más su capacidad de articulación política.

La crítica situación del multipartidismo en Ecuador ha repercutido sobre la conducta de la clase política y sobre el electorado en general. Las directivas de los partidos no disponen de los mecanismos para resolver los conflictos internos, ni para obtener la disciplina de sus miembros; cuando no se logra un consenso en torno a qué políticas respaldar en el Congreso o cuál debe ser el candidato del partido, los agraviados han optado por votar según su conciencia, por cambiarse de afiliación política, o inclusive por constituir un nuevo partido. Más adelante se ofrecen abundantes ejemplos de esta situación. La reacción por parte del electorado ha sido de deslealtad e inconsistencia por los partidos, aunque se han mantenido consistentes con sus preferencias ideológicas.

Como probable consecuencia de esta aparente desconexión entre partidos y electores, en 1994 la ciudadanía aprobó plebiscitariamente, la posibilidad de reformar la Constitución para que pudieran existir candidatos independientes a puestos de elección popular sin que necesariamente pertenezcan a algún partido. Esta reforma contradecía la ley original de 1979, cuyo objetivo era de institucionalizar al sistema de partidos, reconociendo únicamente a los candidatos respaldados por una agrupación legal. A partir de las elecciones generales en mayo de 1996, los candidatos quedaron habilitados para participar de manera independiente e individual, sin necesidad del auspicio de una organización política formal.

El objetivo de este capítulo es analizar los factores que han provocado esta desconexión o divorcio entre los partidos políticos y el electorado. Parece ser que partidos y electores se hallan entramados en un círculo vicioso, en el cual los desencantados electores otorgan su voto al mejor postor, y los líderes políticos están dispuestos a ofrecer lo que fuera a fin de conseguir mayor número de votos. De esta manera, algunos analistas opinan que las elecciones ecuatorianas se han realizado sobre criterios puramente clientelares (McDonald y Ruhl 1989, Conaghan 1995).

En la primera parte de este capítulo, se hace una breve revisión de la importancia que tienen los partidos políticos para conformar un sistema político más institucionalizado, eficiente y responsable. Seguidamente, se analizan dos factores que determinaron el comportamiento y las preferencias políticas del electorado ecuatoriano promedio: el caudillismo y el regionalismo. Como se verá en este capítulo, durante la mayor parte del período de análisis los electores fueron atraídos por la imagen de un candidato y fueron poco consistentes en cuanto a sus preferencias por un partido o ideología determinada. El constante cambio de preferencias electorales influyó sobre las estrategias adoptadas por los distintos partidos;

al final se analizan las causas que contribuyeron a la proliferación de opciones partidarias en Ecuador.

Siguiendo el argumento de Sartori, podemos afirmar que un partido "es cualquier grupo político que se presenta en elecciones, y es capaz de colocar a través de elecciones, candidatos para cargos públicos" (1980). Esta definición nos permite hacer operativa la noción de partido; es necesario subrayar que en las democracias consolidadas, es a través de los partidos políticos, que los ciudadanos pueden competir por el poder y acceder a él de manera legítima. Una vez en el gobierno, es necesario que los individuos electos cuenten nuevamente con el apoyo de un partido o una coalición de partidos, para llevar a cabo una agenda de determinadas políticas de gobierno. En un contexto democrático de división de poderes, los individuos en el gobierno difícilmente podrían instrumentar políticas según su propia voluntad. Además, los partidos cumplen con la crucial función de proporcionar información sencilla y barata a los electores, sobre el tipo de gobierno que puede ofrecerles el candidato en cuestión (Downs 1957). En otras palabras, el nombre de un partido es como una "etiqueta" que identifica la posición ideológica del candidato, y brinda seguridad a los electores sobre el tipo de acciones que pueden esperar de ese gobernante, o por lo menos, les advierte el tipo de cosas que el candidato no estaría dispuesto a hacer. Aún en países como Ecuador, Brasil o Perú, donde la figura personalista de los dirigentes ha sobrepasado la ideología del partido, siempre los líderes de partido están celosos de cuidar la imagen del partido ante los electores para evitar que las malas acciones de un candidato o de un gobernante, desprestigien a la organización (Mainwaring y Scully 1995).

Es importante insistir en el hecho de que los partidos son los mediadores por excelencia entre el gobierno y los ciudadanos, pues en ellos descansa la doble función de canalizar y expresar los intereses de los gobernados frente a los gobernantes. Siendo una especie de eslabón de representación entre el gobierno y los ciudadanos, los partidos políticos reflejan las diversas aspiraciones de una sociedad heterogénea, pero también modelan la estructura social, económica y cultural de un país, a través de las políticas de gobierno que aprueban.

En el caso de los llamados "candidatos independientes" no existe ningún tipo de control de la sociedad o de las instituciones democráticas, sobre sus acciones o estrategias, permitiendo la expansión del espíritu voluntarista individual por encima de las instituciones del sistema político.

Al hablar del papel protagónico de los partidos políticos en la consolidación de la democracia, existe un amplio consenso de que los sistemas de partidos atraviesan una crisis de representación y de legitimación, en casi todos los países del mundo. Aún en Estados Unidos, la aparición de un candidato independiente en las elecciones presidenciales de 1992 ha cuestionado la vigencia del bipartidismo tradicional. En su libro sobre sistemas de partidos en América Latina, Mainwaring y Scully llaman la atención sobre cuatro factores que han contribuido a erosionar el papel de los partidos en los sistemas democráticos: "1) la expansión de la burocracia estatal y del poder ejecutivo, 2) la difusión de fórmulas alternativas de representación, como por ejemplo, estructuras corporativas o nuevos movimientos sociales, 3) la creciente independencia del electorado, de frente a la influencia de los partidos, y 4) el profundo impacto de la televisión sobre los patrones de competencia electoral" (1995:2). A pesar de ello, los autores insisten que en aquellos países en los que la democracia no se ha consolidado, las instituciones democráticas son débiles, hay un alto grado de personalismo en los líderes políticos, y los partidos no son más que vehículos electorales al servicio de intereses reducidos, los partidos siguen siendo importantes, porque ellos modelan el sistema político de diversas maneras. En el mencionado libro, se afirma que en América Latina especialmente, los partidos se han convertido en una especie de peldaños para llegar al poder: "Puesto que los partidos controlan el acceso a los cargos públicos, la manera cómo funcionan es crucial para el funcionamiento y viabilidad de la democracia latinoamericana" (1995:4).

Un sistema de partidos institucionalizado Es pertinente aclarar qué se entiende por un sistema de partidos institucionalizado. Siguiendo la definición de Huntington sobre institucionalización, "es el proceso por el cual adquieren valor y estabilidad las organizaciones y procedimientos" (1968:23). En el caso de los partidos políticos, son importantes indicadores de estabilidad y madurez: a) si éstos compiten bajo reglas electorales estables y transparentes para todos, b) si han establecido raíces profundas en la sociedad, es decir, si son consistentes en sus posiciones ideológicas y cuentan con un electorado leal que los apoya, c) si son aceptados como canales legítimos de acceso al poder, y d) si demuestran tener fuerza organizacional, es decir, si tienen presencia en el ámbito nacional, si cuentan con recursos propios, si han regularizado las prácticas internas de nominación de candidatos, y si la organización goza de autonomía frente a la influencia de los líderes o miembros carismáticos. La evidencia presentada por Mainwaring y Scully muestra que existe una estrecha relación entre un bajo grado de institucionalización política y la atomización del sistema de partidos. En países como Brasil, Bolivia, Ecuador y Perú, las organizaciones partidarias son muy débiles, las elites políticas condicionan su lealtad a los partidos y hay mucha indisciplina de sus miembros en el Congreso. En los cuatro casos, los partidos tienen escasos recursos y una limitada presencia organizacional en el ámbito nacional.

A continuación, se ilustra y evalúa el grado de institucionalización del sistema de partidos ecuatoriano, tomando en cuenta las dimensiones o criterios planteados por Mainwaring y Scully. En este sentido, cuenta mucho el nivel de lealtad que los partidos encuentran en el electorado, la relación que tienen los partidos con los sectores organizados de la sociedad y el grado de organización interna de los mismos partidos a través de los años.

Ecuador, una sociedad heterogénea Si fuera necesario definir en una sola palabra la relación existente entre los partidos políticos y los electores en Ecuador, desconexión sería el término apropiado. Como se ilustró ya en el primer capítulo, los diferentes ensayos constitucionales no consiguieron institucionalizar el papel de los partidos políticos, eslabón imprescindible para la consolidación del sistema democrático.

Acorde con la herencia colonial, gran parte de la actividad política se desarrolló en torno a la imagen del caudillo en turno, y los partidos políticos, cuando existieron, no lograron identificarse con grupos determinados de la sociedad ni pudieron establecer sólidas bases de apoyo electoral. Los electores por su parte no han tenido tiempo de desarrollar lealtades con partidos políticos puesto que el régimen político ha estado en constante flujo desde 1830. Desde el aparecimiento del Ecuador como república independiente, los respectivos arreglos políticos no fueron capaces de incentivar, fortalecer o regular la existencia de los partidos políticos. El carácter carismático y personalista de los líderes políticos, la profunda diferenciación socio-económica de los ecuatorianos, el tradicional antagonismo entre los ecuatorianos de la región Litoral y de la Sierra, y la ausencia de un proyecto unificado de país, fueron de alguna manera, características de la sociedad que han dificultado el desarrollo estable de la actividad política ecuatoriana.3 Analizar los aspectos sociales que han influido sobre el sistema de partidos, con el detalle y el rigor que se merecen, ciertamente justificarían un estudio separado que va más allá de los alcances del presente libro. A continuación se hace una breve revisión del efecto fragmentador que ha producido el regionalismo, el caudillismo y la inconsistencia de los electores, en la construcción del sistema de partidos. Desde el inicio de la actividad política latinoamericana, y especialmente en Ecuador, han prevalecido los valores tradicionales a los que Weber llamó "patrimonialistas", es decir, el predominio del gobierno de los hombres y caudillos por encima del gobierno de las normas y los procedimientos legales. Este carácter voluntarista ha erosionado seriamente la consolidación de los procesos democráticos en el país, que como lo han expresado McDonald y Ruhl "sin instituciones políticas modernas, el Ecuador ha retrocedido para caer en políticas de partidos personalistas, a menudo carismáticas" (1989:308). Si se hace una revisión de cómo se periodizó la historia política del siglo pasado, los distintos cambios de régimen llevan los nombres de quienes los provocaron, así por ejemplo, el "floreanismo" (1830-1845); el "urvinismo" (1845-1859); el "garcianismo" (1859-1875); el "veintimillismo" (1876-1883); el "alfarismo" (1895-1912); el "placismo" (1912-1925), y finalmente el "velasquismo" (1933-1972). Según Hurtado, la presencia del caudillo en el escenario político de principios de siglo ha sido un resultado "natural y lógico" de lo que por siglos fue la imagen del cacique que gobernaba, decidía, premiaba o castigaba a sus peones, dentro de un cerrado sistema de producción de tipo hacienda.

De esta manera, "el caudillo constituye una prolongación del cacique del cual solo se diferencia en que (aquel) se expresa en el ámbito nacional superando el ámbito provincial o regional" (1990a:151). Aunque los gobiernos se denominaban a sí mismos "liberal" o "conservador", los colaboradores del presidente eran ante todo leales a éste, y no tanto a la tendencia que proclamaban representar.

Los primeros partidos políticos formales, aparecieron durante las dos últimas décadas del siglo pasado; los conservadores se constituyeron en 1885 como el Partido Católico Republicano, y los liberales hicieron lo propio en 1890, al fundar el Partido Liberal Nacional. Si es que hubo en Ecuador un antagonismo real entre Conservadores y Liberales, éste no giró en torno a las diferencias ideológicas o programáticas propias de cada partido, sino a su posición respecto a las distintas coyunturas que atravesaba el país: siendo pequeñas organizaciones políticas dependientes en gran parte del poder de las mismas elites económicas, los dirigentes de los partidos se diferenciaron en torno a intereses específicos, sean éstos de tipo económico o regional. Además, en una sociedad profundamente tradicionalista como la ecuatoriana de fines de siglo, el tema religioso tampoco se convirtió en una fuente de conflicto político como lo fue en Chile o Colombia (Scully 1992). La Constitución liberal de 1897 suprimió la participación del clero en el Consejo de Estado, desconoció los fueros eclesiásticos y aceptó la libertad de cultos, pero "conservó la declaración de que el Estado profesa la religión Católica y que es su obligación protegerla y hacerla respetar" (!) (Hurtado, 1990a:34). Sólo hasta la Constitución de 1906, se estableció la separación de la Iglesia y el Estado, y se estableció definitivamente la educación laica.

Con el triunfo de la Revolución de 1895, se inició el predominio liberal que perduró a lo largo del primer cuarto de siglo. Aquí se destacan las figuras de los presidentes Eloy Alfaro (el general que condujo a su exitoso fin a la Revolución Liberal), y Leonidas Plaza Gutiérrez (quien fuera presidente entre 1901-1905 y 1912-1916). El historiador Ayala Mora afirma que la década de los veinte, marca el aparecimiento de los partidos políticos modernos en Ecuador: "producida la secularización por la ruptura de Estado e Iglesia y robustecidos los grupos medios y populares por el crecimiento de la economía y el Estado, fueron dándose condiciones para el aparecimiento de nuevos mecanismos de participación política" (Ayala, 1989: 23). En 1925, los partidos Liberal y Conservador se consolidan como organizaciones políticas formales, regidas por estatutos y principios ideológicos, sus miembros se reúnen en asambleas, escogen candidatos, eligen directivas. Un año después aparece el Partido Socialista. La poca definición política de estos aparatos genera innumerables conflictos y pugnas por el poder entre la clase política. La inestabilidad del sistema político se refleja en los 27 gobiernos que se sucedieron entre 1925 y 1948. De ese total de gobernantes, sólo 3 provinieron de elecciones populares directas, todas ellas fraudulentas (Hurtado, 1990:142).

Gran parte de la inestabilidad y cambio político puede explicarse a partir de los conflictos al interior de las elites económicas. Reducidos en su competencia por el poder, los distintos grupos dominantes (principalmente el sector agro-mercantil de la Costa y la clase terrateniente de la Sierra, aunque también hubo importantes grupos de militares) se enfrentaron entre sí, descuidando el voto de sus bases tradicionales, en los campos, en las fábricas, y en las ciudades. La fragmentación de la elite en el poder pavimentó, de esta manera, el camino para el aparecimiento de otras opciones políticas como el populismo de Velasco Ibarra.

José María Velasco Ibarra llegó por primera vez a la presidencia en 1933, realizando una campaña "dinámica, callejera y exaltada, llena de promesas de acabar con los privilegios, las trincas, los estancos y todos los vicios de la República" (Cueva, 1979:74). Su discurso profético, su imagen austera y solemne, su legendaria pobreza "para mantener el espíritu revolucionario", le ganó el voto de los sectores marginados del país, que depositaban en él las esperanzas que liberales y conservadores habían frustrado. Su habilidad para aliarse igual con el clero que con los comunistas y su relativa "espontaneidad política" reflejada en la ausencia de un plan de trabajo, grupo político o partido de gobierno, le ganaron la tolerancia de las elites de poder, que veían en él a un elemento estabilizador del sistema. No habiendo sólidas bases electorales que respaldaren a los partidos tradicionales, el movimiento velasquista atrajo para sí la votación de aquellos grupos de indecisos. Como ya se ilustró en el primer capítulo, sus gobiernos navegaron en un mar de crisis económicas y conspiraciones políticas, frente a lo cual el caudillo improvisó sus acciones de gobierno, pactó con enemigos tradicionales, reprimió a los opositores del momento y en la mayoría de los casos, gobernó por encima de las disposiciones constitucionales.

El velasquismo se desarticuló con la muerte de su líder en 1979, pero el fantasma del populismo quedó rondando el escenario político del Ecuador (De la Torre, 2000). En 1947 había aparecido Concentración de Fuerzas Populares, un movimiento inspirado en la doctrina velasquista, pero liderado por Carlos Guevara Moreno; a su muerte, el líder fue reemplazado por otro caudillo de inspiración populista: Assad Bucaram, patriarca de una extensa familia de políticos que han participado activamente en la política en Ecuador.

Ayala Mora caracterizó al CFP en los siguientes términos: "desde las calles o desde la representación parlamentaria, fue la pesadilla de todos los gobiernos del período (1948-1960). Un manejo persistente de redes clientelares urbanas muy poco conocido aún, dio enorme organicidad y continuidad al CFP" (Ayala, 1989:32).

Durante la década de los 60's, la presencia del régimen militar, lejos de aplacar la actividad política civil, "(contribuyó) directamente a prolongar de manera inusual las carreras políticas, obstruyendo el proceso por el cual, nuevos líderes políticos logran reconocimiento, ganan seguidores popularmente y ascienden por la escalera de reclutamiento político" (Remmer, 1991:47). El factor personalista erosionó la función mediática que tenían los partidos políticos para llevar a cabo la actividad pública. Siendo la lealtad electoral un frágil concepto ligado al carisma de líderes políticos, la muerte o eventual desaparición del caudillo de la arena política, ha producido gran volatilidad entre los electores. Así es como el partido Velasquista, que fuera ganador de la elección de 1968, obtuvo una mínima votación en 1979 a raíz de la muerte de su líder, en ese mismo año. Tras la muerte de Velasco Ibarra, Ecuador no volvió a tener un político tan carismático y controversial como el viejo caudillo, que fue capaz de construir una organización política en torno a su figura, el Partido Velasquista (1954-1981). 6 Sin embargo, el legado Velasquista quedó reflejado en una multitud de nuevos Candidatos-partido que construyeron sus organizaciones bajo la imagen del gran Caudillo. Tal es el caso de candidatos como Carlos Julio Arosemena Monroy (Movimiento Nacional Arosemenista), Otto Arosemena Gómez (Coalición Institucionalista Democrática), Abdón Calderón Muñoz (Frente Radical Alfarista), Frank Vargas Pazzos (Liberación Nacional), y Abdalá Bucaram (Partido Roldosista Ecuatoriano) entre otros. No siendo la intención de este apartado el explicar todas las vertientes de este fenómeno en Ecuador, me limito a plantear la cuestión del caudillismo como un factor que erosionó reglas y prácticas que ordinariamente darían estabilidad al sistema de partidos. En la medida en que son los hombres quienes, apegados a su voluntad y no a los principios de un movimiento colectivo, toman las decisiones cruciales para el país, asistimos entonces a una cultura del voluntarismo e improvisación en la actividad política. En tal escenario, queda de lado toda noción de correspondencia electoral, responsabilidad pública y desempeño programático, elementos que deben ser inherentes a la estructura de un partido político si éste busca consolidar las instituciones democráticas.

Costeños contra serranos. El regionalismo es otra variable que ha influido en la proliferación del sistema multipartidista en Ecuador. A partir de una diferencia geográfica impuesta por la Cordillera de los Andes, en Ecuador han coexistido dos regiones principales a lo largo de la historia: la sierra o región andina y la costa o litoral. La primera, ha estado dedicada tradicionalmente a los cultivos de subsistencia en grandes haciendas, bajo un sistema semi feudal de tenencia de la tierra, con poca capacidad de exportación por las deficientes vías de comunicación; en lo político, la Sierra ha estado expuesta a una presencia importante del clero y con ella, de la ideología conservadora en general. La Costa o litoral, por su condición portuaria ha estado más abierta a la influencia extranjera y ha desarrollado una estrategia agroexportadora basada en plantaciones que albergan a empleados asalariados. Esto le permitió generar mayor riqueza económica a lo largo de la historia; políticamente, se cultivaron y florecieron en esta región, las ideas que dieron lugar a la Revolución Liberal de 1895. Finalmente, ni la región Amazónica y ni el archipiélago de Galápago han influido de manera directa en los procesos económicos o políticos del país, por su tradicional aislamiento de los mencionados polos de desarrollo.

El historiador Jorge Salvador Lara ilustra varios episodios en los que el conflicto regionalista tomó proporciones considerables en lo político y económico, inclusive antes de que el Ecuador se constituyera como República independiente en 1830 (1994:369). Más aún, en un país con un bajo grado de desarrollo como lo es Ecuador, los procesos de migración campesina y crecimiento urbano han fortalecido la presencia de las respectivas "capitales" de cada región: Quito y Guayaquil. Algunos datos económicos confirman que el regionalismo ha traído consigo un desarrollo bipolar del país: durante la época de los sesenta por ejemplo, las dos capitales llegaron a controlar cerca del 60% de la inversión pública y cerca del 80% de la inversión industrial. El hecho de que Ecuador sea una República unitaria ha agudizado la pugna regionalista, puesto que concentra el poder político en su capital Quito, mientras que el puerto de Guayaquil ha guardado tradicionalmente la mayor riqueza económica del país. Esta diferencia e importancia de las dos ciudades, ha dado lugar a lo que Hurtado llama "formas disimuladas de autonomismo administrativo, financiero y político" (1990a).

Bases conceptuales para entender la formación ideológica de una comunidad o sociedad poblacional

Hablar de ideología es entender la funcionalidad de los criterios sociopolíticos que intentan regular los acontecimientos cotidianos de la sociedad; sin embargo, el pensamiento ideológico nace de las creencias que defines a cada ciudadano; además, la postura kelseniana establece que las normas sociales que el dominador aplica a los dominados dan un efecto positivo o negativo dentro de los sujetos influidos en el discurso argumentativo. En la familia la moral es la guía primaria del bien y el mal donde este proceso controla el pensamiento extremo de la violencia mediante normas modales, dogmas religiosas representados vívidamente en los islámicos y vascos fundamentalistas; en latinoamericano tenemos los enfrentamientos armados entre delincuencia organizada y grupos paramilitares. Por último, al decir *la democracia por venir* en ningún caso es sinónimo de *democracia*, y solo es una falacia subjetiva; pues ella misma se autolimita en los grupos políticos antidemocráticos. Sin embargo, la democracia como ideología esta copada de contradicciones cuando es mencionada por los gobiernos neoliberales que dejan de lado el ejercicio democrático ciudadano evidenciado en los acuerdos multi y trasnacionales; por último, su crisis se evidencia dentro de la *cultura política,* y las creencias y sentimientos que dan significado a los asuntos políticos que pueden arrastra a la pérdida de los ideales políticos.

Diseño muestral probabilístico

Objeto (problema) de estudio:	Núcleos familiares vinculados a los estudiantes de la ULEAM periodo 2024 (1 y 2).
Población (características):	
Núcleos familiares aleatorios.	
Marco Muestral:	
Núcleos familiares vinculados a los estudiantes de la ULEAM periodo 2024 (1 y 2). Población de todos los estratos sociales y de ambos sexos.	
¿Por qué en este estudio se requiere un muestreo no probabilístico?	
La inseguridad ciudadana y limitaciones económicas nos obliga a buscar otros medios de definir la muestra.	
Tipo de diseño muestral:	
Muestreo de conveniencia.	
¿Cómo asegurará la aleatoriedad de la inclusión de las unidades de la población?	
En este caso el investigador no conoce a los miembros del núcleo familiar de cada estudiante y están dispersos aleatoriamente.	

Instrumento: Hoja de registro

Por medio de Excel 365 se activaron dos hojas interconectadas, una para las fórmulas y la otra para recopilar la información requerida de los sujetos a estudio que corresponde a la hoja de registro de variables. Esta tabla de variables consta de información de filiación como sexo (Masculino, Femenino); etnia (mestizo, negro, blanco, montubio, quichuas y otros); edad; grupos etarios (Adulto joven <=40; Adulto medio <=65; Adulto mayor >65); residencia habitual (Manta, Tarqui, Los Esteros, Eloy Alfaro, San Mateo, San Lorenzo, Santa Marianita, resto de Manabí, resto del Ecuador); Decisiones electorales nacionales (1992, 1996, 1998, 2002, 2006, 2009, 2013, 2017, 2021); Decisiones electorales locales (1992, 1996, 2000, 2004, 2014, 2019); y, por último, medición de signos cardiorrespiratorios para generar interés y confianza en el entrevistador. Toda la información requerida fue adaptada a una hoja de Excel para facilitar el análisis estadístico posterior. (Anexo 2)

Muestra

La inseguridad ciudadana y limitaciones económicas nos obligó a definir un muestreo de conveniencia, utilizando los núcleos familiares vinculados a los estudiantes de la ULEAM periodo 2024 (1 y 2), de esta manera la población elegida cubre todos los estratos sociales y ambos sexos.

Procedimiento de recopilación de información

Cada estudiante de las asignaturas de Fisiopatología I (A y B) y Fisiopatología II (A) de la Facultad de Ciencias de la Salud de la ULEAM recopiló la información en una ficha desarrollada en Excel 365 y que previamente en cada núcleo familiar, después de conocer, detalladamente, sobre este trabajo de investigación, firmaban el "Consentimiento previo, libre e informado. En todos los casos cada estudiante estaba supervisado directa y expresamente por el profesor Carlos Alberto García-Escovar.

Ética

Consentimiento previo, libre e informado: En este estudio debe de realizarse a cada uno de los miembros del grupo familiar, para los menores de edad están cubiertos por los padres o representantes legales. (Anexo 1)

Lo referente al consentimiento previo, libre e informado es el documento por medio del cual individuos, familias o comunidades dan autorización para la intervención motivo de la investigación. Debemos comprender, tanto los investigadores como los sujetos de la investigación, que este consentimiento no solo se refiere al individuo mismo, sino también a bienes y servicios que con la intervención puedan modificarse, aunque esta modificación sea temporal; además, investigadores y sujetos deben entender que la autorización puede ser suspendida, terminada o cancelada en cualquier momento. (OMS)

Devolución de la información: Una vez terminado el proceso de diagnóstico, me comprometo a entregar a la población estudiada toda la información obtenida en cada paciente, con la orientación adecuada para que se revierta en beneficio de ellos mismos y de su entorno familiar y social.

Esta información será entregada en sendos informes escritos; sin embargo, a través de autorizaciones expresas estos informes serán entregados a profesionales de la salud de MSP para el seguimiento correspondiente, guardando la posibilidad autorizada para realizar los seguimientos necesarios, pero, con el consentimiento previo y renovado con la mayoría de edad de los pacientes, si fuere necesario.

Esta devolución de la información no solo sirve para beneficio del paciente, sino, también para fortalecer el vínculo con los sujetos de estudio, lo cual nos permitiría planificar las intervenciones necesarias posteriormente.

En lo referente a los Principios Bioéticos estos son arbitrarios, ya que al ser básicos, universales y generales no discriminan en relación con culturas e idiosincrasias. Sin embargo, es lo mejor que tenemos para poder vivir en paz y respetando al prójimo. Hay cuatro principios.

Respeto por la autonomía se refiere: "Una persona autónoma es aquella que toma las decisiones que conciernen a su propia vida, de conformidad con su propia cosmovisión" (Vélez 2011, 166).

Hay dos realidades, las personas como agentes autónomos y las personas con disminución de su autonomía.

Principio de no maleficencia se refiere: A la obligación ética de no hacer daño. "Primun non nocere", es decir, "Primero no hacer daño" (Vélez 2011, 167).

Principio de beneficencia se refiere: a que no solo depende de respetar sus decisiones autónomas, sino también de procurar su bienestar.

Principio de justicia se refiere: "El principio de justicia afirma que todos los seres humanos tienen iguales derechos para alcanzar lo necesario para su pleno desarrollo" (Vélez 2011, 167).

Evolución histórico-ideológica del pueblo ecuatoriano

Si mencionamos evolución histórico-ideológica del Ecuador, entonces pensamos en la Revolución Liberal de Ecuador o en el general Eloy Alfaro Delgado, proceso político revolucionario del 5 de junio de 1895 que se dio en la ciudad de Santiago de Guayaquil en este alzamiento los actores conocidos como "montoneros" eran principalmente costeños y se enfrentaron bélicamente con los conservadores propios de la sierra ecuatoriana, y aquí se inicia una la *guerra civil*, lo que ocasiono el derrocamiento de los gobiernos sucesores al garcianismo. La banca guayaquileña y agroexportadores de la costa financiaron esta rebelión liderada por el general Eloy Alfaro, quien luego de ser proclamado *Jefe Supremo del Guayas,* logrando la rendición y repliego al norte del país del gobierno nacional conservador.

> En 1896, después de varios meses como *Jefe Supremo*, se convocó una asamblea constituyente en Guayaquil, sin embargo, en los días previos a la instalación de dicha convención ocurrió el denominado *Gran Incendio* que obligó a suspender las sesiones. Luego se reinstaló la asamblea en Quito, en 1897 se aprobó la XI Constitución, y se proclamó al general Alfaro como *Presidente del Ecuador*. Alfaro ocupó la presidencia desde el 17 de enero de 1897 hasta el 31 de agosto de 1901, período conocido como el primer alfarismo, en la cual se inició la construcción del Ferrocarril Andino que debía servir de enlace entre Guayaquil y Quito. Tras los resultados de las elecciones de 1901, al *primer alfarismo* le sucedió el gobierno de Leónidas Plaza Gutiérrez de Caviedes, quien era figura del *Partido Liberal* y aunque estuvo con el bando alfarista se distanció de Alfaro. Plaza lideró alianzas

ideológicas; pero, no modificó la política liberal alfarista. Lizardo García ganó las elecciones de 1905, sin embargo, su gobierno duró un año por un golpe de Estado. En 1906, Eloy Alfaro dirigió varios levantamientos con el propósito de desconocer el gobierno de García, lo cual concluyó con la proclamación de una nueva jefatura suprema de Alfaro. Convoco una nueva asamblea constituyente, que redactó la *XII Constitución*, estableciendo a Eloy Alfaro como presidente y decretando definitivamente el laicismo con la separación Iglesia-Estado. Durante este período, se dio la célebre llegada del Ferrocarril Andino a Quito, concluyendo su ruta. Sin embargo, nuevas alianzas entre detractores del alfarismo, lograron generar en la población una importante desconfianza e impopularidad de Alfaro. El *segundo alfarismo* concluyó el 11 de agosto de 1911 con la renuncia de Alfaro a la presidencia. Tras la renuncia de Alfaro y su posterior exilio a Panamá, las elecciones de 1911 dieron como ganador a Emilio Estrada Carmona, quien falleció durante su mandato. Inmediatamente se instaura el *segundo placismo*, y Alfaro planea dar un nuevo golpe de Estado; sin embargo, al llegar a Guayaquil es detenido, llevado hasta Quito y encarcelado por órdenes de Plaza. Finalmente, el 28 de enero de 1912, una turba popular impulsada por el clero, conservadores y liberales placistas, invadió la cárcel en donde se encontraba Alfaro, familiares y coidearios; los lincharon y dispararon, mientras que Alfaro fue arrastrado por las calles de Quito y finalmente incinerado. Con la muerte de Alfaro, Plaza se afianzó en el poder, ganando las elecciones de 1912 y contando con el apoyo del sector bancario. Plaza, luego de su período de gobierno comprendido entre los años 1912 y 1916, tuvo control absoluto sobre los gobiernos de Alfredo Baquerizo Moreno, José Luis Tamayo y Gonzalo Córdova. Finalmente, el ininterrumpido control liberal terminó el 9 de julio de 1925, con el estallido de la Revolución Juliana. La revolución es considerada uno de los episodios más importantes de la historia ecuatoriana, debido a su impacto en la política y en la sociedad. Entre los principales aspectos de esta revolución está la implantación del laicismo en el Ecuador, con lo cual la Iglesia y el

Estado fueron formalmente separados. Otras áreas donde hubo cambios significativos respecto al estado que imparten desde la Colonia, se enfocaron en permitir la libertad de culto, la confiscación de los bienes eclesiásticos, la abolición del catolicismo como religión estatal, la enseñanza laica y el divorcio. El poder de los terratenientes en la región interandina ecuatoriana (conocida como Sierra), con apoyo de la propia Iglesia católica, dominaba gran parte en la vida económica desde tiempos coloniales en la Real Audiencia de Quito. La hacienda tradicional se hallaba ya consolidada como relación dominante en la región a finales del siglo XVIII. La región litoral (conocida como Costa), por otra parte, tuvo menos importancia económica y social frente a la serranía, debido a conflictos internos, ataques, enfermedades tropicales y trabajos forzados; sin embargo, las reformas borbónicas del siglo XVIII, las cuales levantaron varias prohibiciones, trajeron como consecuencia que fuese más viable la exportación del cacao y otros productos tropicales, con lo cual la Costa experimentó un notable incremento económico, teniendo como eje comercial a Guayaquil. El latifundio comenzó a convertirse en la forma dominante de posesión de las tierras en las planicies del Guayas y el litoral sur. El poder de los serranos y costeños se mantuvo en rivalidad incluso después de la creación del Estado de Ecuador en 1830, creando el fenómeno constante del regionalismo, tras lo cual se fueron consolidando tres polos del funcionamiento económico y del ejercicio del poder político que mostraban discrepancias desde la época de la Gran Colombia: Quito, Guayaquil y Cuenca. Los comerciantes de Guayaquil presionaban políticamente por un abierto librecambismo, mientras que los hacendados serranos veían en el proteccionismo una garantía para sus productos amenazados por la introducción de artículos importados. El enfrentamiento se expandió con la creciente diferenciación de la estructura económica de las regiones. En la sierra centro-norte, así como en igual medida la sierra sur, la estructura terrateniente acentuó sus caracteres específicos, y la vigencia de la relación latifundio-trabajador se mantuvo en algunos casos, y en otros se profundizó. En la Costa, en cambio, se fue consolidando la actividad agrocomercial asentada sobre formas precapitalistas y salariales que además fue definiendo la burguesía guayaquileña, la cual habría de tener una importante influencia hasta su triunfo al final del siglo XIX. (Ayala Mora, Enrique 1994)

Realidad actual del pensamiento político-sociocultural

Toda comunidad se desarrolla basada en su realidad sociocultural que se fortaleció desde sus albores; además, cada actividad generó un pensamiento político que evoluciona de acuerdo con las transformaciones histórico-comunitarias regidas por el conocimiento adquirido desde la educación formal y el aprendizaje cotidiano. Al mismo tiempo, debemos recordar que Grecia es la cuna del conocimiento y la ciencia, donde se desarrolló la teoría política.

> Para los griegos la política era una práctica, una dimensión social de su vida comunitaria que por la realidad misma de sus problemas concretos dio origen más tarde a la sistematización de la filosofía que pensaba el mismo problema desde su fundamentación y naturaleza (Fischl, 1984).
>
> El paradigma griego se conservó en lo básico en la Edad Media, incluso en el pensamiento de Santo Tomás, para quien la vida social estaba en estrecha relación con los principios metafísicos y morales, ampliados en una nueva dimensión religiosa y filosófica, que suponían al hombre no simplemente referido y adscrito al bien común de la ciudad, sino como criatura cuyo fin último y fundamento es Dios. (Fischl, 1984).
>
> Según Cruz Prados (2009) dentro de ese realismo se hallan otros realismos, a saber: *pragmático* (lo político como actividad práctica para conseguir y sostener las estructuras de poder); *de las políticas imperiales* (política como dominación y subyugación); *positivista* (surgimiento de la sociología y las

ciencias políticas para analizar el ser social y las estructuras de poder lejos del horizonte ético, valorativo, metafísico); *marxista* (ciencia de la historia y la sociedad con raíces en el materialismo histórico, desde el cual, lo político es visto y analizado dentro de la estructura social y su dinámica como ideología o como ciencia política).

En el nivel teórico de la política, según Reale y Antísery (2010), entran las ideologías y sus relaciones con la actividad de grupos específicos. Las ideologías pueden sufrir distorsión, es decir, racionalizar intereses de grupo o clases bajo una aglutinación global o desde un punto de vista de interés social-comunitario. Para estos autores entre los problemas básicos de la filosofía política están: a) la relación orgánica entre el individuo y la sociedad; b) la problemática del Estado como órgano de control, administrativo y de gestión de los procesos públicos en lo tocante a la comunidad política total y c) el problema del poder entre los temas básicos de la filosofía política de hoy, pero ¿qué es el poder?; ¿cómo se genera el poder?; ¿cuáles son las manifestaciones en las instituciones, los discursos y las relaciones humanas?

Algunos elementos que permiten entender la política y sus relaciones con el poder en la actualidad se remontan a las influencias de algunas escuelas y pensadores con los principales problemas planteados. Es el caso de los Sofistas quienes cuestionaron que se naciera virtuoso en lugar de llegar a serlo, interrogaron el modo como se adquiere la *virtud política* (Fischl, 1984).

Para Platón un estado nace porque cada uno de nosotros no es autárquico, así que hay un Estado como hombre mayor; la virtud de los gobernantes es la prudencia; la fortaleza es la virtud de los custodios y la templanza es la virtud de los campesinos, artesanos y comerciantes. De otra manera, para Aristóteles el bien del individuo es de la misma naturaleza que el bien de la ciudad; pero éste es *más bello y divino* porque se extiende de la dimensión de lo privado a la de lo social, a la cual el hombre griego era especialmente sensible en cuanto concebía al individuo en función de la ciudad y no la ciudad en función del individuo, (Reale y Antíseri, 2010).

Merino en (Reale y Antísery, 2010), en *Historia de la filosofía*, tomo I, afirma que en La Ciudad de Dios, obra de la época del medioevo autoría de San Agustín de Hipona, el monje interpreta al hombre como ser social e histórico, que este religioso planteó la existencia de dos direcciones que de nominó la *ciudad de Dios y la ciudad terrena*; subrayó un *orden natural* en el origen del Estado y al pueblo como el conjunto de seres racionales que se agrupan por la necesidad de una unidad conforme a la voluntaria prosecución de sus fines. El pensamiento agustiniano se caracterizó por rechazar la voluntad caprichosa y la subjetividad arbitraria, que en los hombres y en los Estados debe distinguirse por ser una voluntad ordenada y sujeta a normas del bien común.

Épocas después se dio el renacimiento, conocido como un movimiento intelectual que reaccionó a la edad media sinónimo de opresión para muchos, y de fortalecimiento del poder del cristianismo para otros; trató de sacudir las disciplinas intelectuales de la edad media con el deseo de retomar el pensamiento griego de Platón y Aristóteles. Según Chevallier (1957): El renacimiento fue estudiado en sus fuentes por los humanistas y no ya a través de la transmisión cristiana (…) Por lo cual, es este hecho considerable, a saber: que la majestuosa construcción medieval, que reposaba en la doble autoridad del Papa, en lo espiritual, y del Emperador, en lo temporal, se derrumba definitivamente (Chevallier (1957).

En el siglo XVIII el auge de la Ilustración pudo significar oportunidad para los dirigentes que consideraban la posibilidad de silenciar las voces del pueblo desconocedor de sus derechos e ignorante, para aquellas cabecillas totalitaristas y autoritarias era un riesgo el acceso y dominio de la razón puesto que un pueblo educado es un peligro. Siguiendo lo planteado por Rousseau en (Reale y Antíseri, 2011), el hombre que ha nacido libre de corrupción social y ética se hace malvado por un desequilibrio de orden social, puesto que: La naturaleza humana, dejada a su libre desarrollo, lleva al triunfo de los instintos, los sentimientos y la autoconservación sobre la razón, la reflexión y el atropello (…) el estado de naturaleza es de hecho un mítico estado original, anterior al del bien y del mal, del que el hombre progresivamente cayó por causa de la cultura, responsable de los males sociales de la época actual: el paso del estado natural al estado civil significó un verdadero retroceso (Reale y Antíseri, 2011).

Durante la Ilustración el principal protagonista fue el *philosophe,* que lejos de interesarse en principios universales, la academia o la enseñanza pública privilegiara: Las ciencias físicas, la filosofía de la naturaleza, la matemática, la economía, la denuncia de las leyendas y supersticiones y la orientación de las costumbres hacia una mayor felicidad privada y pública (…) El philosophe es un hombre honrado que actúa en todo momento regido por la razón y que une a un espíritu de reflexión y precisión las costumbres y las cualidades sociales. Si pudieses convertir a un soberano en un tal philosophe, sería el perfecto soberano (Muñoz Gutiérrez, s.f).

En el suizo Jean-Jacques Rousseau, quien viviera de 1712 a 1778, se apreciaron cualidades del mencionado *philosophe* y, aunque amigo de los Ilustrados, sus posturas diferentes lo hicieron singular para unos y absurdo para otros; así se apreció en sus concepciones con relación a los niños, la educación y la sociedad.

Lo anterior tiene sustento en Soëtard (1994), quien afirma que el ginebrino pensó (la educación como la nueva forma de un mundo que había iniciado un proceso histórico de dislocación). Mientras sus contemporáneos se dedican a fabricar educación. Dice que para Rousseau el niño no habrá de ser otra cosa que lo que debe ser: vivir es el oficio que yo quiero enseñarle, al salir de mis manos no será, lo reconozco, ni magistrado, ni soldado, ni sacerdote: antes que nada será hombre y señala que para el pensador suizo, según el Contrato Social, al experimentar insatisfacción el hombre no se contiene ante el poder de los más fuertes, de ahí la posibilidad de (soñar con un mundo en el que los conflictos de intereses quedarían apaciguados, en el que la voluntad general sería la expresión adecuada de la voluntad de cada uno).

Entre los trabajos desarrollados por Rousseau también se hallan sus aportes sociológicos. A ese respecto, (Bolívar Espinoza y Cuéllar Saavedra 2008), se propusieron mostrar que Rousseau no sólo fue sociólogo sino que se le puede contar entre los fundadores de la sociología. Estos autores plantearon tres pilares formulados por el ginebrino en El Contrato Social: a) *Estado en equilibrio* –la soberanía reside en el cuerpo de ciudadanos y no en el gobierno, la función ejecutiva está supeditada a la legislativa–; b) *La importancia del clima* –para el equilibrio del Estado es importante su adecuación y proporcionalidad con el ambiente natural y humano y c) *Los intereses particulares* –derivados de la naturaleza humana y que influye en los lazos sociales de los miembros del pueblo–.

En el Contrato Social la voluntad general no es la suma de las voluntades particulares sino la plena consciencia de cada sujeto que aun ejerciendo su voto o confiando su voluntad particular al soberano no va a dejar de efectuar su plena libertad. En aquella voluntad general, el gobierno de la polis permitiría participar de la virtud en la medida perfecta, sería *la actividad para la cual hace bueno al hombre*[1] . Éste sería el ideal de un gobernante: Una persona íntegra, inteligente, bien preparada en el campo de la política y un líder carismático. Actualizada esta premisa, se diría que el hombre capaz de gobernar es un "ser excelente como gobernante político (...) equivale, sin restricción alguna, a ser excelente como hombre" (Cruz Prados, 2009).

El siglo XIX representa la asunción definitiva en la educación, de los valores de la ciencia positiva imperante puesto que:

A pesar de que durante el siglo XX se desarrollaron grandes e innovadoras teorías educativas y métodos de enseñanza de orientación rousseauniana, que rompieron radicalmente con las tradiciones educativas más conservadoras, parece que en muchos países esas experiencias no lograron permear los grandes sistemas educativos (IAEU, 2013).

Ya en el siglo XX, en la obra *La rebelión de las masas*, (Ortega y Gasset, 1983), centra su pensamiento en el hombre apto para gobernar; plantea que las minorías selectas llamadas aristocracia ponían el empeño en hacer uso de las nuevas técnicas y ciencias a través de la razón para preparase y afrontar un mundo dominado por las masas, las cuales por tener todo a su alcance no se esforzaban por adquirir cualquier arte, conocimiento o destreza, ni por desarrollar alguna capacidad específica; era semejante a lo que él llamara el señorito satisfecho [2], quien deseaba ser subsidiado por el Estado.

El hombre apto para gobernar tiene capacidad y vocación, pues, en términos orteguianos, un buen gobernante surge de la minoría no de la masa, esta última no como la muchedumbre sino como la población adormecida intelectualmente. Por eso el gobernante debe esforzarse por ser excelente, bien cualificado, sin tener intereses personales de por medio: "El hombre selecto o excelente está constituido por una necesidad de apelar de sí mismo a una norma más allá de él, superior a él, a cuyo servicio libremente se opone" (Ortega y Gasset, 1983).

El recorrido histórico y educativo de las personas y de la sociedad en general, muestra transformaciones de los valores, de los que culturalmente se afirma pérdida, cambio o desvanecimiento. Sin entrar en esa discusión, es innegable que la apreciación y participación del hombre en la sociedad gradualmente da paso a expresiones perennes, transitorias y efímeras, profundamente ligadas con la educación como práctica y proceso a lo largo de la vida.

Movimientos y Partidos Políticos del Ecuador

Organizaciones Políticas Nacionales

Movimiento Centro Democrático. Partido Unidad Popular. Partido Sociedad Patriótica, 21 de Enero. Movimiento Pueblo Igualdad Democracia. Partido Social Cristiano. Movimiento Revolución Ciudadana. Movimiento Acción Democrática Nacional. Partido Avanza. Partido Izquierda Democrática. Movimiento Amigo. Partido Socialista Ecuatoriano. Movimiento Pachakutik. Movimiento Democracia Si. Movimiento Creo. Partido Suma. Movimiento Construye. Movimiento Reto.

Organizaciones Políticas Locales

Azuay

Movimiento Participa. Movimiento Renovación. Movimiento Igualdad. Movimiento Nueva Generación. Movimiento Unidad, Progreso y Democracia. Movimiento Político Paute Libre. Movimiento Contigo. Movimiento Popular Democracia y Libertad. Movimiento Alternativa Social Independiente. Movimiento Ciudadano Renace. Movimiento Todos Unidos. Movimiento Incluyente Nueva Alternativa. Movimiento Así. Movimiento Político Guachapala Gana. Movimiento Todos Somos Pueblo. Movimiento Alianza Ponceña Progresista. Movimiento Molleturo Primero Parroquial. Movimiento Inclusión Ricaurtense.

Bolívar

Movimiento Alianza Social. Movimiento de Integración Nueva Gente en Acción. Movimiento Sociedad Incluyente. Movimiento Agrario de Integración San Miguel. Movimiento Todos por El Cambio.

Cañar

Movimiento Allí Kawsay. Movimiento Acción Solidaria La Troncal. Movimiento Incluyente Organizado. Movimiento Político Juvenil Nueva Generación. Movimiento Unidos Somos Más.

Carchi

Movimiento Social Conservador. Movimiento Provincial "Lidera Carchi". Movimiento de Integración y Unidad Mireña. Movimiento Unidad Huaqueña. Movimiento Somos. Movimiento Solidaridad y Trabajo. Movimiento La Minga. Movimiento Ideológico de Reivindicación.

Cotopaxi

Movimiento Político Organización Progresista Ciudadana. Movimiento Incluyente. Movimiento Político Alternativo de Trabajo Integral. Movimiento Activo Salcedense. Movimiento Visión Salcedense. Movimiento Fuerza, Esperanza, Servicio.

Chimborazo

Movimiento Político Renovación. Movimiento Político Provincial Cambio. Movimiento Político Amauta Yuyay. Movimiento Político Merecemos Más. Movimiento Intercultural de Gente Activa. Movimiento Político

Independiente Democracia Positiva. Movimiento Político Intercultural Kawsay. Movimiento Juntos por El Progreso.

El Oro

Movimiento Autonómico Regional. Movimiento Plan. Movimiento Somos Igualdad, Impulso e Integración. Movimiento Sur Unido Regional. Movimiento Renace Atahualpa. Movimiento Bolivariano Restauración Fronteriza. Movimiento Independiente Progresista Pasaje. Movimiento Progreso para Piñas. Movimiento Progresista por El Cambio y La Nueva Democracia. Movimiento de Integración por un Gobierno Alternativo. Movimiento Ahora, Honra, Orden, Respeto y Amor. Movimiento Sepuede. Movimiento Decide Huaquillense. Movimiento Instauración del Desarrollo. Movimiento Ciudadano Independiente Cambio Positivo. Movimiento Amor, Fe y Esperanza. Movimiento Renovación Democrática Balsense. Movimiento Solidaridad, Esperanza y Renovación.

Esmeraldas

Movimiento de Acción para La Reconstrucción Muisneña. Movimiento Solo Unidos Avanzamos al Progreso.

Guayas

Movimiento Madera de Guerrero. Movimiento Fuerza Noboleña Libre y Democrática. Movimiento Ciudadano Milagreños Renacen. Movimiento Alianza Revolucionaria Salitreña. Movimiento Renace Villamil Venceremos. Movimiento Social Provivienda. Movimiento Político Minga por El Cambio. Movimiento Democrático Progresista Independiente. Movimiento Renovación Acción Empalmense "Renace". Movimiento Político Dignidad Ciudadana. Movimiento Político Durán Puede Más. Movimiento Duraneños En Marcha. Movimiento Acción Política Progresista por El Buen Vivir. Movimiento Revolucionario Triunfense. Movimiento Ciudadano.

Imbabura

Movimiento Somos Libres. Movimiento Juntos. Movimiento de Integración Popular. Movimiento Fuerza Urcuquí. Movimiento Vivir Bien, Ally Kawsay. Movimiento Minga. Movimiento Político Compromiso. Movimiento Político Cambiemos. Movimiento Anteño de Transparencia y Ética Política Mate. Movimiento Despierta Urcuquireño. Movimiento Político por un Gobierno Autónomo hacia la Igualdad. Movimiento Político Poder Imanteño.

Loja

Movimiento Acción Regional por la Equidad. Movimiento Convocatoria Por La Unidad Provincial. Movimiento Solidez, Esperanza y Respeto. Movimiento Alianza Popular Latinoamericana. Movimiento "Alianza Fronteriza". Movimiento Fuerza Progresista. Movimiento Espíndola Unida. Movimiento Alternativo Independiente Zapotillano. Movimiento Fuerza Catamayo. Movimiento Catamayo Unido. Movimiento Igualdad Zapotillo. Movimiento Político Quilanguense. Movimiento Unidos Pueblo Macareño.

Movimiento Renovación Democrática. Movimiento Pindaleño Surge. Movimiento Político Libertad, Integración y Democracia. Movimiento Concentración De Fuerzas Populares Calvences. Movimiento Acción Social Solidaria. Movimiento Acción Saragurense. Movimiento Frente Amplio de Cambio y Equidad. Movimiento Político Valle de la Eterna Primavera.

Los Ríos

Movimiento Crecer. Movimiento Renovador Babahoyense. Movimiento Ganadero Baba. Movimiento De Integración Cantonal Quinsalomeño. Movimiento Pensemos en Grande. Movimiento Juventud, Solidaridad y Cambio.

Manabí

Movimiento de Acción Cívica de Hombres y Mujeres por el Trabajo y la Equidad. Movimiento Cambio Integral con Acción, Talento y Esperanza. Movimiento S.O.I. Manaba. Movimiento Unidad Primero. Movimiento Si Podemos. Movimiento Gente Nueva. Movimiento Ciudadano Superación y Crecimiento, Sucre. Movimiento Político Cambio y Progreso. Movimiento Renovación. Movimiento Cambio, Integridad y Orden. Movimiento Integrador Renace. Movimiento Mejor Ciudad. Movimiento Nueva Visión. Movimiento Nuevo Rumbo. Movimiento Politico Pueblo Alfarista. Movimiento Expresión, Unidad y Democracia. Movimiento Junidos. Movimiento Caminemos. Movimiento de Acción Social. Movimiento Integración Juventud.

Morona Santiago

Movimiento Político Provincial Vencemos. Movimiento Político Fuerza Amazónica. Movimiento al Socialismo. Movimiento Fuerza Intercultural de Esperanza Liberal Fiel. Movimiento De "Bases Arutam". Movimiento Soberano Intercultural Independiente. Movimiento Político de Integración y Dignidad Cumandá.

Napo

Movimiento Político Antisuyo. Movimiento Político Sumak Yuyay. Movimiento Minga Para El Progreso.

Pastaza

Movimiento Político Unidos por Pastaza. Movimiento Político Integración, Progreso y Cambio. Movimiento Político Semilla. Movimiento Cantonal del Pueblo. Movimiento Independiente Triunfo Unido Parroquial.

Pichincha

Movimiento Ahora. Movimiento Todos. Movimiento Acción Democrática Ecuatoriana. Movimiento Renovador de Acción Social. Movimiento Rumiñahui en Acción. Movimiento de Unidad Cantonal "Bandola Vive". Movimiento Fuerza Activa de Integración Ciudadana. Movimiento de Ciudadanos Activos Cantonal San Miguel de Los Bancos. Movimiento Compromiso. Movimiento de Acción Ciudadana Fénix. Movimiento Conciencia. Movimiento Político Contigo. Movimiento "Primero La Gente". Movimiento Fuerza Mejiense. Movimiento Acción Independiente Renacer.

Movimiento Regeneración Democrática. Movimiento Parroquial Acción Ciudadana Parroquial Pifo. Movimiento Parroquial "Unión, Fuerza y Trabajo".

Tungurahua

Movimiento Tiempo de Cambio. Movimiento Cívico por Ambato y Tungurahua. Movimiento Político Solidariamente. Movimiento Ciudadano Cevallense. Movimiento Acción Social Cantonal Baños De Agua Santa. Movimiento Fuerza Pillareño.

Zamora Chinchipe

Movimiento Acción y Servicio. Movimiento Primero Mi Zamora. Movimiento Construyamos Ya.

Galápagos

Movimiento de Identidad Provincial. Movimiento Galápagos Poder Ciudadano. Movimiento X Mi Santa Cruz.

Sucumbíos

Movimiento Político Independiente Mushuk Inti. Movimiento Amazónico Sembramos. Movimiento Politico Acuerdo Ciudadano. Movimiento Independiente de Reintegración Acción y Democracia. Movimiento Amazónico. Movimiento Somos Progreso Cantonal Lago Agrio. Movimiento Político Seguimos.

Orellana

Movimiento Orellanense en Acción.

Santo Domingo De Los Tsáchilas

Movimiento Político Alianza Tsáchila. Movimiento Positivo Provincial. Movimiento Construir Provincial. Movimiento Concordia Unida. Movimiento 5 de Febrero Cantonal La Concordia. Movimiento Político Walter Ocampo Heras.

Santa Elena

Movimiento Político Peninsular Creyendo en Nuestra Gente. Movimiento Político Frente de Lucha Ciudadana. Movimiento Provincial Somos. Movimiento Provincial Península Positiva. Movimiento Provincial Únete. Movimiento Autónomo Revolucionario. Movimiento Independiente Libertad. Movimiento Esperanza por un Cantón Próspero. Movimiento Amplio Renovador de Ciudadanos humanistas en Acción. Movimiento Unidad Cantonal Santa Elena. Movimiento Integración Ciudadana. Movimiento Nuevos Talentos Parroquial Simón Bolívar.

Organizaciones Políticas Aprobadas

7 Partidos Políticos. 10 Movimientos Nacionales. 61 Movimientos Provinciales. 139 Movimientos Cantonales. 15 Movimientos Parroquiales.

Resultados

Generalidades para el análisis estadístico

Todos los indicadores fueron analizados según los puntos de corte específicos para la edad, el sexo, ubicación territorial. Los rangos de edad manejados en los análisis responden a los estándares internacionales y que permiten su comparación con investigaciones similares.

Los análisis estadísticos fueron realizados en el programa estadístico IBM® SPSS Statistics®, y se utilizaron los comandos svy, los cuales tuvieron en cuenta los aspectos del diseño muestral. En una primera etapa, se analizó la distribución de cada una de las variables en la muestra y después se calcularon las prevalencias y los intervalos de confianza del 95% de cada categoría de las variables antes descritas, en la población expandida. Posteriormente, las prevalencias fueron desagregadas de acuerdo con características sociodemográficas seleccionadas. Finalmente, las diferencias entre las distintas prevalencias fueron evaluadas de acuerdo con los intervalos de confianza del 95%.

Limitaciones de investigación: Este estudio fue realizado a pequeña escala, por lo cual, los resultados no se pueden generalizar.

Grupos etarios, sexo, residencia habitual, preferencias electorales entre los años 1992 y 2021; nivel educativo y subsistema de salud utilizado por los entrevistados.

La muestra reflejó la participación del 56.5% de mujeres y el 43.5% de hombres (cuadro 1). La distribución étnica fue: Mestizo el 72.9%, Negro el 1.0%, Blanco el 3.6%, Montubio el 22.0%, Quichuas el 0.3% y Otros 0.2% (Cuadro 2). En relación con las edades de los ciudadanos de la muestra estas se distribuyeron de la siguiente manera: Adulto joven (0.8%), Adulto medio (59.6%) y Adulto mayor (39.6%). (Cuadros 3). Los 591 ciudadanos de la muestra se distribuyeron de la siguiente manera en relación con la residencia habitual el 32.3% viven en el cantón Manta, el 48.6% en el resto de Manabí y 19.1% en el resto del Ecuador. (Cuadros 4 y 5).

	Cuadro 1: Sexo			
	Frecuencia	Porcentaje	Porcentaje válido	Porcentaje acumulado
Femenino	334	56,5	56,5	56,5
Masculino	257	43,5	43,5	100,0
Total	591	100,0	100,0	

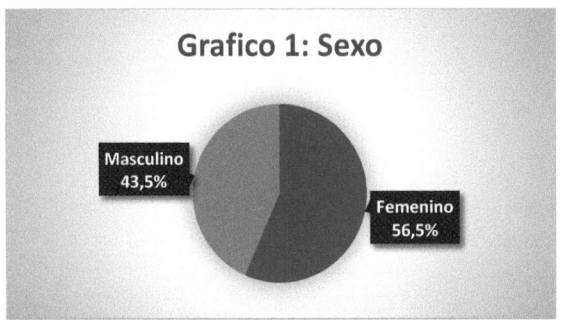

Grafico 1: Sexo

Cuadro 2: Etnia

	Frecuencia	Porcentaje	Porcentaje válido	Porcentaje acumulado
Mestizo	431	72,9	72,9	72,9
Negro	6	1,0	1,0	73,9
Blanco	21	3,6	3,6	77,5
Montubio	130	22,0	22,0	99,5
Quichuas	2	,3	,3	99,8
Otros	1	,2	,2	100,0
Total	591	100,0	100,0	

Cuadro 3: Grupos Etarios

	Frecuencia	Porcentaje	Porcentaje válido	Porcentaje acumulado
Adulto joven	5	,8	,8	,8
Adulto medio	352	59,6	59,6	60,4
Adulto mayor	234	39,6	39,6	100,0
Total	591	100,0	100,0	

Cuadro 4: Residencia Habitual

	Frecuencia	Porcentaje	Porcentaje válido	Porcentaje acumulado
Manta	191	32,3	32,3	32,3
Resto de Manabí	287	48,6	48,6	80,9
Resto del Ecuador	113	19,1	19,1	100,0
Total	591	100,0	100,0	

Cuadro 5: Residencia Habitual

	Frecuencia	Porcentaje	Porcentaje válido	Porcentaje acumulado
Manta	111	18,8	18,8	18,8
Tarqui	26	4,4	4,4	23,2
Los Esteros	42	7,1	7,1	30,3
Eloy Alfaro	9	1,5	1,5	31,8
San Mateo	3	,5	,5	32,3
Resto de Manabí	287	48,6	48,6	80,9
Resto del Ecuador	113	19,1	19,1	100,0
Total	591	100,0	100,0	

Dentro de las preguntas sobre las "decisiones electorales nacionales" hemos analizado los años: 1992, 1996, 1998, 2002, 2006, 2009, 2013, 2017, 2021; en cada uno se investigó lo referente a: como voto en la 1° vuelta, nivel educativo al momento de votar, nivel educativo actual, subsistema de salud que utilizaba al momento de votar, subsistema de salud que utilizaba hasta antes de la pandemia, subsistema de salud que utilizó durante la pandemia. Toda la información recopilada en este trabajo de investigación fue contrastada entre cada año estudiado. Además, también se incluyeron en este análisis los datos recogidos en las "decisiones electorales locales". El análisis estadístico reflejó los siguientes resultados significativos en relación con los datos recopilados en cada pregunta de la encuesta. En todos los casos publicados a continuación las pruebas de chi-cuadrado dieron una $p < 0.05$ o < 0.01.

En 1992, voto 1° vuelta: Sixto Durán-Ballén 46.6%, Jaime Nebot 15.4%, Abdalá Bucaram 12.4%, León Roldós 12% y el resto de los candidatos tuvieron una votación intrascendente (Cuadro 6).

Cuadro 6: 1992, voto 1° vuelta				
	Frecuencia	Porcentaje	Porcentaje válido	Porcentaje acumulado
Sixto Durán-Ballén	246	41,6	41,6	41,6
Jaime Nebot	91	15,4	15,4	57,0
Abdalá Bucaram	73	12,4	12,4	69,4
Raúl Baca Carbo	18	3,0	3,0	72,4
Frank Vargas Pazzos	24	4,1	4,1	76,5
León Roldós	71	12,0	12,0	88,5
Voto blanco	13	2,2	2,2	90,7
Voto nulo	22	3,7	3,7	94,4
No asistió a votar	13	2,2	2,2	96,6
N/A	20	3,4	3,4	100,0
Total	591	100,0	100,0	

En 1996, voto 1° vuelta: Jaime Nebot 31.4%, Abdalá Bucaram 28.3%, y el resto de los candidatos tuvieron una votación intrascendente (Cuadro 12).

Cuadro 12: 1996, voto 1° vuelta

	Frecuencia	Porcentaje	Porcentaje válido	Porcentaje acumulado
Abdalá Bucaram	167	28,3	28,3	28,6
Jaime Nebot	186	31,4	31,4	60,0
Freddy Ehlers	37	6,3	6,3	66,3
Rodrigo Paz	22	3,7	3,7	70,0
Frank Vargas Pazzos	45	7,6	7,6	77,6
Ricardo Noboa	20	3,4	3,4	81,0
Voto blanco	19	3,2	3,2	84,2
Voto nulo	46	7,8	7,8	92,0
No asistió a votar	21	3,6	3,6	95,6
N/A	28	4,7	4,7	100,0
Total	591	100,0	100,0	

En 1998, voto 1° vuelta: Jamil Mahuad 31.5%, Álvaro Noboa 30.1%, Rodrigo Borja 19.5% y el resto de los candidatos tuvieron una votación intrascendente (Cuadro 18).

Cuadro 18: 1998, voto 1° vuelta

	Frecuencia	Porcentaje	Porcentaje válido	Porcentaje acumulado
Jamil Mahuad	186	31,5	31,5	31,6
Álvaro Noboa	178	30,1	30,1	61,8
Rodrigo Borja	115	19,5	19,5	81,2
Freddy Ehlers	23	3,9	3,9	85,1
Voto blanco	18	3,0	3,0	88,2
Voto nulo	38	6,4	6,4	94,6
No asistió a votar	9	1,5	1,5	96,1
N/A	24	4,1	4,1	100,0
Total	591	100,0	100,0	

En 2002, voto 1° vuelta: Álvaro Noboa 27.7%, Lucio Gutiérrez 26.4%, Rodrigo Borja 16.1%, León Roldós 10.7% y el resto de los candidatos tuvieron una votación intrascendente (Cuadro 24).

Cuadro 24: 2002, voto 1° vuelta

	Frecuencia	Porcentaje	Porcentaje válido	Porcentaje acumulado
Lucio Gutiérrez	156	26,4	26,4	26,6
Álvaro Noboa	164	27,7	27,7	54,3
León Roldós	63	10,7	10,7	65,0
Jacobo Bucaram	20	3,4	3,4	68,4
Rodrigo Borja	95	16,1	16,1	84,4
Xavier Neira	12	2,0	2,0	86,5
Voto blanco	8	1,4	1,4	87,8
Voto nulo	49	8,3	8,3	96,1
No asistió a votar	11	1,9	1,9	98,0
N/A	13	2,2	2,2	100,0
Total	591	100,0	100,0	

En 2006, voto 1° vuelta: Rafael Correa 67.5%, Álvaro Noboa 17.3%, y el resto de los candidatos tuvieron una votación intrascendente(Cuadro 30).

Cuadro 30: 2006, voto 1° vuelta

	Frecuencia	Porcentaje	Porcentaje válido	Porcentaje acumulado
Rafael Correa	399	67,5	67,5	67,7
Álvaro Noboa	102	17,3	17,3	84,9
Gilmar Gutiérrez	7	1,2	1,2	86,1
León Roldós	17	2,9	2,9	89,0
Cynthia Viteri	22	3,7	3,7	92,7
Voto blanco	5	,8	,8	93,4
Voto nulo	22	3,7	3,7	97,1
No asistió a votar	8	1,4	1,4	98,5
N/A	9	1,5	1,5	100,0
Total	591	100,0	100,0	

En 2009, voto 1° vuelta: Rafael Correa 64.8%, Álvaro Noboa 16.1%, y el resto de los candidatos tuvieron una votación intrascendente (Cuadro 36).

Cuadro 36: 2009, voto 1° vuelta

	Porcentaje	Porcentaje válido	Porcentaje acumulado
Rafael Correa	64,8	64,8	64,8
Lucio Gutiérrez	8,5	8,5	73,3
Álvaro Noboa	16,1	16,1	89,3
Martha Roldós	2,0	2,0	91,4
Voto blanco	1,0	1,0	92,4
Voto nulo	4,1	4,1	96,4
No asistió a votar	1,5	1,5	98,0
N/A	2,0	2,0	100,0
Total	100,0	100,0	

En 2013, voto 1° vuelta: Lenin Moreno 55.5%, Guillermo Lasso 21.7%, y el resto de los candidatos tuvieron una votación intrascendente (Cuadro 42).

Cuadro 42: 2013, voto 1° vuelta

	Porcentaje	Porcentaje válido	Porcentaje acumulado
Lenin Moreno	55,5	55,5	55,6
Guillermo Lasso	21,7	21,7	77,3
Cynthia Viteri	6,1	6,1	83,4
Paco Moncayo	,3	,3	83,7
Abdalá Bucaram Pulley	8,3	8,3	92,0
Iván Espinel	,7	,7	92,7
Patricio Zuquilanda	,2	,2	92,9
Washington Pesántez	,3	,3	93,1
Voto blanco	1,2	1,2	94,2
Voto nulo	3,2	3,2	97,5
No asistió a votar	1,9	1,9	99,3
N/A	,7	,7	100,0
Total	100,0	100,0	

En 2017, voto 1° vuelta: Lenin Moreno 50.8%, Guillermo Lasso 31.2%, y el resto de los candidatos tuvieron una votación intrascendente (Cuadro 48).

Cuadro 48: 2017, voto 1° vuelta

	Frecuencia	Porcentaje	Porcentaje válido	Porcentaje acumulado
Lenin Moreno	300	50,8	50,8	51,0
Guillermo Lasso	184	31,2	31,2	82,2
Cynthia Viteri	15	2,5	2,5	84,7
Paco Moncayo	10	1,7	1,7	86,4
Abdalá Bucaram Pulley	8	1,4	1,4	87,8
Iván Espinel	10	1,7	1,7	89,5
Voto blanco	4	,5	,5	89,8
Voto nulo	30	5,1	5,1	94,9
No asistió a votar	18	3,1	3,1	98,0
N/A	12	2,0	2,0	100,0
Total	591	100,0	100,0	

En 2021, voto 1° vuelta: Guillermo Lasso 40.7%, Andrés Arauz 31.7%, y el resto de los candidatos tuvieron una votación intrascendente (Cuadro 54).

Cuadro 54: 2021, voto 1° vuelta

	Frecuencia	Porcentaje	Porcentaje válido	Porcentaje acumulado
Guillermo Lasso	240	40,7	40,7	41,0
Andrés Arauz	187	31,7	31,7	72,7
Yaku Pérez	28	4,7	4,7	77,5
Xavier Hervas	40	6,8	6,8	84,2
Pedro José Freile	5	,8	,8	85,1
Isidro Romero	2	,3	,3	85,4
Lucio Gutiérrez	3	,5	,5	85,9
Gerson Almeida	2	,3	,3	86,3
Ximena Peña	3	,5	,5	86,8
Guillermo Celi	5	,8	,8	87,6
Juan Fernando Velasco	1	,2	,2	87,8
Gustavo Larrea	2	,3	,3	88,0
Voto blanco	9	1,2	1,2	89,2
Voto nulo	32	5,6	5,6	94,6
No asistió a votar	24	4,1	4,1	98,6
N/A	8	1,4	1,4	100,0
Total	591	100,0	100,0	

En 1992, Nivel educativo al votar: Bachillerato 37.4%, Educación básica 34.0%, Educación superior 17.4% y el resto de los niveles educativos tuvieron una votación intrascendente (Cuadro 7). Nivel educativo al momento de la entrevista: Educación básica 32.3%, Bachillerato 28.9%, Educación superior 25.5% y el resto de los niveles educativos tuvieron una votación intrascendente (Cuadro 8).

Cuadro 7: 1992, nivel educativo al votar

	Frecuencia	Porcentaje	Porcentaje válido	Porcentaje acumulado
Analfabeto	15	2,5	2,5	2,5
Alfabetizado	14	2,4	2,4	4,9
Educación inicial	38	6,4	6,4	11,3
Educación básica	201	34,0	34,0	45,3
Bachillerato	219	37,1	37,1	82,4
Educación superior	103	17,4	17,4	99,8
Ed intercul bilingüe	1	,2	,2	100,0
Total	591	100,0	100,0	

Cuadro 8: 1992, nivel educativo actual

	Frecuencia	Porcentaje	Porcentaje válido	Porcentaje acumulado
Analfabeto	14	2,4	2,4	2,4
Alfabetizado	9	1,5	1,5	3,9
Educación inicial	41	6,9	6,9	10,8
Educación básica	191	32,3	32,3	43,1
Bachillerato	171	28,9	28,9	72,1
Educación superior	151	25,5	25,5	97,6
Ed intercul bilingüe	14	2,4	2,4	100,0
Total	591	100,0	100,0	

En 1996, Nivel educativo al votar: Educación básica 33.3%, Bachillerato 31.6%, Educación superior 23.5% y el resto de los niveles educativos tuvieron una votación intrascendente (Cuadro 13). Nivel educativo al momento de la entrevista: Educación básica 32.1%, Bachillerato 27.6%, Educación superior 26.9% y el resto de los niveles educativos tuvieron una votación intrascendente (Cuadro 14).

Cuadro 13: 1996, nivel educativo al votar

	Frecuencia	Porcentaje	Porcentaje válido	Porcentaje acumulado
Analfabeto	14	2,4	2,4	2,4
Alfabetizado	13	2,2	2,2	4,6
Educación inicial	40	6,8	6,8	11,3
Educación básica	197	33,3	33,3	44,7
Bachillerato	187	31,6	31,6	76,3
Educación superior	139	23,5	23,5	99,8
Ed intercul bilingüe	1	,2	,2	100,0
Total	591	100,0	100,0	

Cuadro 14: 1996, nivel educativo actual

	Frecuencia	Porcentaje	Porcentaje válido	Porcentaje acumulado
Analfabeto	14	2,4	2,4	2,4
Alfabetizado	11	1,9	1,9	4,2
Educación inicial	40	6,8	6,8	11,0
Educación básica	190	32,1	32,1	43,1
Bachillerato	163	27,6	27,6	70,7
Educación superior	159	26,9	26,9	97,6
Ed intercul bilingüe	14	2,4	2,4	100,0
Total	591	100,0	100,0	

En 1998, Nivel educativo al votar: Educación básica 33.5%, Bachillerato 30.8%, Educación superior 24.7%, y el resto de los niveles educativos tuvieron una votación intrascendente (Cuadro 19). Nivel educativo al momento de la entrevista: Educación básica 33.5%, Educación superior 28.6%, Bachillerato 27.7%, y el resto de los niveles educativos tuvieron una votación intrascendente (Cuadro 20).

Cuadro 19: 1998, nivel educativo al votar

	Frecuencia	Porcentaje	Porcentaje válido	Porcentaje acumulado
Analfabeto	13	2,2	2,2	2,2
Alfabetizado	10	1,7	1,7	3,9
Educación inicial	40	6,8	6,8	10,7
Educación básica	198	33,5	33,5	44,2
Bachillerato	182	30,8	30,8	75,0
Educación superior	146	24,7	24,7	99,7
Ed intercul bilingüe	2	,3	,3	100,0
Total	591	100,0	100,0	

Cuadro 20: 1998, nivel educativo actual

	Frecuencia	Porcentaje	Porcentaje válido	Porcentaje acumulado
Analfabeto	14	2,4	2,4	2,4
Alfabetizado	8	1,4	1,4	3,7
Educación inicial	36	6,1	6,1	9,8
Educación básica	198	33,5	33,5	43,3
Bachillerato	164	27,7	27,7	71,1
Educación superior	169	28,6	28,6	99,7
Ed intercul bilingüe	2	,3	,3	100,0
Total	591	100,0	100,0	

En 2002, Nivel educativo al votar: Educación básica 32.9%, Bachillerato 30.3%, Educación superior 25.8%, y el resto de los niveles educativos tuvieron una votación intrascendente (Cuadro 25). Nivel educativo al momento de la entrevista: Educación básica 33.2%, Educación superior 28.4%, Bachillerato 27.7%, y el resto de los niveles educativos tuvieron una votación intrascendente (Cuadro 26).

Cuadro 25: 2002, nivel educativo al votar

	Frecuencia	Porcentaje	Porcentaje válido	Porcentaje acumulado
Analfabeto	13	2,2	2,2	2,2
Alfabetizado	10	1,7	1,7	3,9
Educación inicial	40	6,8	6,8	10,7
Educación básica	194	32,9	32,9	43,6
Bachillerato	179	30,3	30,3	73,9
Educación superior	152	25,8	25,8	99,7
Ed intercul bilingüe	3	,3	,3	100,0
Total	591	100,0	100,0	

Cuadro 26: 2002: nivel educativo actual

	Frecuencia	Porcentaje	Porcentaje válido	Porcentaje acumulado
Analfabeto	15	2,6	2,6	2,4
Alfabetizado	9	1,5	1,5	3,9
Educación inicial	36	6,1	6,1	10,0
Educación básica	196	33,2	33,2	43,2
Bachillerato	164	27,7	27,7	71,0
Educación superior	168	28,4	28,4	99,5
Ed intercul bilingüe	3	,4	,4	100,0
Total	591	100,0	100,0	

En 2006, Nivel educativo al votar: Educación básica 32.4%, Bachillerato 30.3%, Educación superior 26.3%, y el resto de los niveles educativos tuvieron una votación intrascendente (Cuadro 31). Nivel educativo al momento de la entrevista: Educación básica 33.5%, Educación superior 28.4%, Bachillerato 28.1%, y el resto de los niveles educativos tuvieron una votación intrascendente (Cuadro 32).

Cuadro 31: 2006, nivel educativo al votar

	Frecuencia	Porcentaje	Porcentaje válido	Porcentaje acumulado
Analfabeto	13	2,2	2,2	2,2
Alfabetizado	10	1,7	1,7	3,9
Educación inicial	40	6,8	6,8	10,7
Educación básica	192	32,4	32,4	43,1
Bachillerato	179	30,3	30,3	73,4
Educación superior	155	26,3	26,3	99,7
Ed intercul bilingüe	2	,3	,3	100,0
Total	591	100,0	100,0	

Cuadro 32: 2006, nivel educativo actual

	Frecuencia	Porcentaje	Porcentaje válido	Porcentaje acumulado
Analfabeto	14	2,4	2,4	2,4
Alfabetizado	8	1,4	1,4	3,7
Educación inicial	39	6,6	6,6	10,3
Educación básica	192	32,5	32,5	42,9
Bachillerato	166	28,1	28,1	71,0
Educación superior	168	28,4	28,4	99,5
Ed intercul bilingüe	4	,7	,7	100,0
Total	591	100,0	100,0	

En 2009, Nivel educativo al votar: Educación básica 32.3%, Bachillerato 29.6%, Educación superior 26.9%, y el resto de los niveles educativos tuvieron una votación intrascendente (Cuadro 37). Nivel educativo al momento de la entrevista: Educación básica 33.2%, Educación superior 28.3%, Bachillerato 28.1%, y el resto de los niveles educativos tuvieron una votación intrascendente (Cuadro 38).

Cuadro 37: 2009, nivel educativo al votar

	Frecuencia	Porcentaje	Porcentaje válido	Porcentaje acumulado
Analfabeto	13	2,2	2,2	2,2
Alfabetizado	10	1,7	1,7	3,9
Educación inicial	40	6,8	6,8	10,7
Educación básica	191	32,3	32,3	43,1
Bachillerato	175	29,6	29,6	72,7
Educación superior	159	26,9	26,9	99,7
Ed intercul bilingüe	3	,5	,5	100,0
Total	591	100,0	100,0	

Cuadro 38: 2009, nivel educativo actual

	Frecuencia	Porcentaje	Porcentaje válido	Porcentaje acumulado
Analfabeto	17	2,9	2,9	2,9
Alfabetizado	8	1,4	1,4	4,2
Educación inicial	32	5,4	5,4	9,7
Educación básica	196	33,2	33,2	42,9
Bachillerato	166	28,1	28,1	71,0
Educación superior	167	28,3	28,3	99,3
Ed intercul bilingüe	5	,7	,7	99,8
Total	591	100,0	100,0	

En 2013, Nivel educativo al votar: Educación básica 32.7%, Bachillerato 29.6%, Educación superior 26.9%, y el resto de los niveles educativos tuvieron una votación intrascendente (Cuadro 43). Nivel educativo al momento de la entrevista: Educación básica 33%, Educación superior 28.4%, Bachillerato 27.9%, y el resto de los niveles educativos tuvieron una votación intrascendente (Cuadro 44).

Cuadro 43: 2013, nivel educativo al votar

	Frecuencia	Porcentaje	Porcentaje válido	Porcentaje acumulado
Analfabeto	13	2,2	2,2	2,2
Alfabetizado	8	1,4	1,4	3,6
Educación inicial	40	6,8	6,8	10,3
Educación básica	193	32,7	32,7	43,1
Bachillerato	175	29,6	29,6	72,7
Educación superior	159	26,9	26,9	99,7
Ed intercul bilingüe	3	,5	,5	100,0
Total	591	100,0	100,0	

Cuadro 44: 2013, nivel educativo actual

	Frecuencia	Porcentaje	Porcentaje válido	Porcentaje acumulado
Analfabeto	14	2,4	2,4	2,4
Alfabetizado	8	1,4	1,4	3,7
Educación inicial	37	6,3	6,3	10,0
Educación básica	195	33,0	33,0	43,1
Bachillerato	165	27,9	27,9	71,0
Educación superior	168	28,4	28,4	99,5
Ed intercul bilingüe	4	,7	,7	100,0
Total	591	100,0	100,0	

En 2017, Nivel educativo al votar: Educación básica 32.5%, Bachillerato 29.2%, Educación superior 27.5%, y el resto de los niveles educativos tuvieron una votación intrascendente (Cuadro 49). Nivel educativo al momento de la entrevista: Educación básica 32.7%, Educación superior 28.4%, Bachillerato 27.9%, y el resto de los niveles educativos tuvieron una votación intrascendente (Cuadro 50).

Cuadro 49: 2017, nivel educativo al votar

	Frecuencia	Porcentaje	Porcentaje válido	Porcentaje acumulado
Analfabeto	14	2,4	2,4	2,4
Alfabetizado	9	1,5	1,5	3,9
Educación inicial	39	6,6	6,6	10,5
Educación básica	192	32,5	32,5	43,1
Bachillerato	172	29,2	29,2	72,2
Educación superior	162	27,5	27,5	99,7
Ed intercul bilingüe	3	,3	,3	100,0
Total	591	100,0	100,0	

Cuadro 50: 2017, nivel educativo actual

	Frecuencia	Porcentaje	Porcentaje válido	Porcentaje acumulado
Analfabeto	14	2,4	2,4	2,4
Alfabetizado	9	1,5	1,5	3,9
Educación inicial	38	6,4	6,4	10,3
Educación básica	193	32,7	32,7	43,1
Bachillerato	165	27,9	27,9	71,0
Educación superior	168	28,4	28,4	99,5
Ed intercul bilingüe	4	,7	,7	100,0
Total	591	100,0	100,0	

En 2021, Nivel educativo al votar: Educación básica 32.7%, Bachillerato 28.9%, Educación superior 27.2%, y el resto de los niveles educativos tuvieron una votación intrascendente (Cuadro 55). Nivel educativo al momento de la entrevista: Educación básica 32.7%, Educación superior 28.1%, Bachillerato 27.9%, y el resto de los niveles educativos tuvieron una votación intrascendente (Cuadro 56).

Cuadro 55: 2021, nivel educativo al votar

	Frecuencia	Porcentaje	Porcentaje válido	Porcentaje acumulado
Analfabeto	13	2,2	2,2	2,2
Alfabetizado	12	2,0	2,0	4,2
Educación inicial	38	6,4	6,4	10,7
Educación básica	193	32,7	32,7	43,4
Bachillerato	171	28,9	28,9	72,4
Educación superior	161	27,2	27,2	99,7
Ed intercul bilingüe	3	,5	,5	100,0
Total	591	100,0	100,0	

Cuadro 56: 2021, nivel educativo actual

	Frecuencia	Porcentaje	Porcentaje válido	Porcentaje acumulado
Analfabeto	15	2,5	2,5	2,5
Alfabetizado	10	1,7	1,7	4,2
Educación inicial	38	6,4	6,4	10,7
Educación básica	193	32,7	32,7	43,4
Bachillerato	165	27,9	27,9	71,4
Educación superior	166	28,1	28,1	99,5
Ed intercul bilingüe	4	,7	,7	100,0
Total	591	100,0	100,0	

En 1992, Subsistema de salud al votar: MSP 45.3%, IESS 29.9%, No recibió 11.3%, Atención privada 8% y el resto de los prestadores de salud tuvieron una frecuencia de atención intrascendente (Cuadro 9). Subsistema de salud prepandemia: IESS 43.7%, MSP 36.7%, Atención privada 9.1% y el resto de los prestadores de salud tuvieron una frecuencia de atención intrascendente (Cuadro 10). Subsistema de salud en pandemia: IESS 34.9%, MSP 26.1%, Atención privada 19.6%, No recibió 14.6% y el resto de los prestadores de salud tuvieron una frecuencia de atención intrascendente (Cuadro 11).

Cuadro 9: 1992, Subsistema de salud al votar

	Frecuencia	Porcentaje	Porcentaje válido	Porcentaje acumulado
No recibió	67	11,3	11,3	11,3
MSP	268	45,3	45,3	56,7
GAD	2	,3	,3	57,0
IESS	177	29,9	29,9	87,0
ISSPOL	1	,2	,2	87,1
ISSFA	4	,7	,7	87,8
Atención privada	47	8,0	8,0	95,8
Entidad religiosa	2	,3	,3	96,1
Saberes populares	6	1,0	1,0	97,1
Medicina tradicional	17	2,9	2,9	100,0
Total	591	100,0	100,0	

Cuadro 10: 1992, Subsistema de salud prepandemia

	Frecuencia	Porcentaje	Porcentaje válido	Porcentaje acumulado
No recibió	38	6,4	6,4	6,4
MSP	217	36,7	36,7	43,1
GAD	2	,3	,3	43,5
IESS	258	43,7	43,7	87,1
ISSPOL	1	,2	,2	87,3
ISSFA	2	,3	,3	87,6
Atención privada	54	9,1	9,1	96,8
Entidad religiosa	2	,3	,3	97,1
Saberes populares	4	,7	,7	97,8
Medicina tradicional	13	2,2	2,2	100,0
Total	591	100,0	100,0	

Cuadro 11: 1992, Subsistema de salud en pandemia

	Frecuencia	Porcentaje	Porcentaje válido	Porcentaje acumulado
No recibió	86	14,6	14,6	14,6
MSP	154	26,1	26,1	40,6
GAD	1	,2	,2	40,8
IESS	206	34,9	34,9	75,6
ISSFA	2	,3	,3	76,0
Atención privada	116	19,6	19,6	95,6
Entidad religiosa	1	,2	,2	95,8
Saberes populares	4	,7	,7	96,4
Medicina tradicional	21	3,6	3,6	100,0
Total	591	100,0	100,0	

En 1996, Subsistema de salud al votar: MSP 42.8%, IESS 32.8%, No recibió 11.8%, Atención privada 8.1% y el resto de los prestadores de salud tuvieron una frecuencia de atención intrascendente (Cuadro 15). Subsistema de salud prepandemia: IESS 45.7%, MSP 35.2%, Atención privada 9.6% y el resto de los prestadores de salud tuvieron una frecuencia de atención intrascendente (Cuadro 16). Subsistema de salud en pandemia: IESS 36.9%, MSP 24.9%, Atención privada 19.%, No recibió 14.4% y el resto de los prestadores de salud tuvieron una frecuencia de atención intrascendente (Cuadro 17).

Cuadro 15: 1996, Subsistema de salud al votar

	Frecuencia	Porcentaje	Porcentaje válido	Porcentaje acumulado
No recibió	70	11,8	11,8	11,8
MSP	253	42,8	42,8	54,7
GAD	3	,5	,5	55,2
IESS	194	32,8	32,8	88,0
ISSPOL	1	,2	,2	88,2
ISSFA	2	,3	,3	88,5
Atención privada	48	8,1	8,1	96,6
Entidad religiosa	1	,2	,2	96,8
Saberes populares	6	1,0	1,0	97,8
Medicina tradicional	13	2,2	2,2	100,0
Total	591	100,0	100,0	

Cuadro 16: 1996, Subsistema de salud prepandemia

	Frecuencia	Porcentaje	Porcentaje válido	Porcentaje acumulado
No recibió	33	5,6	5,6	5,6
MSP	208	35,2	35,2	40,8
GAD	2	,3	,3	41,1
IESS	270	45,7	45,7	86,8
ISSPOL	1	,2	,2	87,0
ISSFA	2	,3	,3	87,3
Atención privada	57	9,6	9,6	97,0
Entidad religiosa	2	,3	,3	97,3
Saberes populares	2	,3	,3	97,6
Medicina tradicional	14	2,4	2,4	100,0
Total	591	100,0	100,0	

Cuadro 17: 1996, Subsistema de salud en pandemia

	Frecuencia	Porcentaje	Porcentaje válido	Porcentaje acumulado
No recibió	85	14,4	14,4	14,4
MSP	147	24,9	24,9	39,3
GAD	2	,3	,3	39,7
IESS	218	36,9	36,9	76,6
ISSFA	2	,3	,3	76,9
Atención privada	112	19,0	19,0	95,9
Entidad religiosa	2	,3	,3	96,3
Saberes populares	4	,7	,7	96,9
Medicina tradicional	19	3,1	3,1	100,0
Total	591	100,0	100,0	

En 1998, Subsistema de salud al votar: MSP 43.8%, IESS 35.2%, No recibió 9.8%, Atención privada 8% y el resto de los prestadores de salud tuvieron una frecuencia de atención intrascendente (Cuadro 21). Subsistema de salud prepandemia: IESS 45.6%, MSP 35.1%, Atención privada 9.8%, No recibió 6.4% y el resto de los prestadores de salud tuvieron una frecuencia de atención intrascendente (Cuadro 22). Subsistema de salud en pandemia: IESS 37.1%, MSP 25.2%, Atención privada 19%, No recibió 14.6% y el resto de los prestadores de salud tuvieron una frecuencia de atención intrascendente (Cuadro 23).

Cuadro 21: 1998, subsistema de salud al votar

	Frecuencia	Porcentaje	Porcentaje válido	Porcentaje acumulado
No recibió	58	9,8	9,8	9,8
MSP	259	43,8	43,8	53,7
GAD	1	,2	,2	53,9
IESS	208	35,2	35,2	89,2
ISSPOL	2	,3	,3	89,5
ISSFA	2	,3	,3	89,8
Atención privada	47	8,0	8,0	97,8
Entidad religiosa	1	,2	,2	98,0
Saberes populares	4	,7	,7	98,6
Medicina tradicional	9	1,5	1,5	100,0
Total	591	100,0	100,0	

Cuadro 22: 1998, subsistema de salud prepandemia

	Frecuencia	Porcentaje	Porcentaje válido	Porcentaje acumulado
No recibió	38	6,4	6,4	6,4
MSP	207	35,1	35,1	41,5
GAD	1	,2	,2	41,7
IESS	269	45,6	45,6	87,3
ISSPOL	2	,3	,3	87,6
ISSFA	2	,3	,3	88,0
Atención privada	58	9,8	9,8	97,8
Entidad religiosa	1	,2	,2	98,0
Saberes populares	2	,3	,3	98,3
Medicina tradicional	10	1,7	1,7	100,0
Total	591	100,0	100,0	

Cuadro 23: 1998, subsistema de salud en pandemia

	Frecuencia	Porcentaje	Porcentaje válido	Porcentaje acumulado
No recibió	86	14,6	14,6	14,6
MSP	149	25,2	25,2	39,8
GAD	1	,2	,2	40,0
IESS	219	37,1	37,1	77,1
ISSPOL	1	,2	,2	77,3
ISSFA	2	,3	,3	77,6
Atención privada	112	19,0	19,0	96,6
Entidad religiosa	1	,2	,2	96,8
Saberes populares	4	,7	,7	97,5
Medicina tradicional	16	2,7	2,7	100,0
Total	591	100,0	100,0	

En 2002, Subsistema de salud al votar: MSP 42%, IESS 37.2%, No recibió 9.8%, Atención privada 8.1% y el resto de los prestadores de salud tuvieron una frecuencia de atención intrascendente (Cuadro 27). Subsistema de salud prepandemia: IESS 48.1%, MSP 34.5%, Atención privada 9.5%, No recibió 4.9% y el resto de los prestadores de salud tuvieron una frecuencia de atención intrascendente (Cuadro 28). Subsistema de salud en pandemia: IESS 38.2%, MSP 25%, Atención privada 19%, No recibió 13.9% y el resto de los prestadores de salud tuvieron una frecuencia de atención intrascendente (Cuadro 29).

Cuadro 27: 2002, subsistema de salud al votar

	Frecuencia	Porcentaje	Porcentaje válido	Porcentaje acumulado
No recibió	58	9,8	9,8	9,8
MSP	248	42,0	42,0	51,9
IESS	220	37,2	37,2	89,2
ISSPOL	2	,3	,3	89,5
ISSFA	2	,3	,3	89,8
Atención privada	48	8,1	8,1	98,0
Entidad religiosa	2	,4	,4	98,1
Saberes populares	6	1,0	1,0	99,2
Medicina tradicional	5	,8	,8	100,0
Total	591	100,0	100,0	

Cuadro 28: 2002, subsistema de salud prepandemia

	Frecuencia	Porcentaje	Porcentaje válido	Porcentaje acumulado
No recibió	29	4,9	4,9	4,9
MSP	204	34,5	34,5	39,5
IESS	284	48,1	48,1	87,6
ISSPOL	2	,3	,3	88,0
ISSFA	2	,3	,3	88,3
Atención privada	56	9,5	9,5	97,8
Entidad religiosa	2	,3	,3	98,0
Saberes populares	4	,7	,7	98,6
Medicina tradicional	8	1,4	1,4	100,0
Total	591	100,0	100,0	

Cuadro 29: 2002, subsistema de salud en pandemia

	Frecuencia	Porcentaje	Porcentaje válido	Porcentaje acumulado
No recibió	82	13,9	13,9	13,9
MSP	148	25,0	25,0	39,0
GAD	1	,2	,2	39,2
IESS	226	38,2	38,2	77,5
ISSPOL	1	,2	,2	77,6
ISSFA	2	,3	,3	78,0
Atención privada	112	19,0	19,0	96,9
Entidad religiosa	1	,2	,2	97,1
Saberes populares	4	,7	,7	97,8
Medicina tradicional	14	2,4	2,4	100,0
Total	591	100,0	100,0	

En 2006, Subsistema de salud al votar: MSP 40%, IESS 40%, No recibió 9.5%, Atención privada 8.1% y el resto de los prestadores de salud tuvieron una frecuencia de atención intrascendente (Cuadro 33). Subsistema de salud prepandemia: IESS 48.1%, MSP 34.7%, Atención privada 9.8%, No recibió 4.7% y el resto de los prestadores de salud tuvieron una frecuencia de atención intrascendente (Cuadro 34). Subsistema de salud en pandemia: IESS 38.4%, MSP 24.7%, Atención privada 19.8%, No recibió 13.2% y el resto de los prestadores de salud tuvieron una frecuencia de atención intrascendente (Cuadro 35).

Cuadro 33: 2006, subsistema de salud al votar

	Frecuencia	Porcentaje	Porcentaje válido	Porcentaje acumulado
No recibió	56	9,5	9,5	9,5
MSP	236	40,0	40,0	49,5
GAD	2	,2	,2	49,7
IESS	236	40,0	40,0	89,7
ISSPOL	2	,3	,3	90,0
ISSFA	2	,3	,3	90,3
Atención privada	48	8,1	8,1	98,5
Entidad religiosa	1	,2	,2	98,6
Saberes populares	4	,7	,7	99,3
Medicina tradicional	4	,7	,7	100,0
Total	591	100,0	100,0	

Cuadro 34: 2006, subsistema de salud prepandemia

	Frecuencia	Porcentaje	Porcentaje válido	Porcentaje acumulado
No recibió	28	4,7	4,7	4,7
MSP	205	34,7	34,7	39,5
GAD	1	,2	,2	39,7
IESS	284	48,1	48,1	87,8
ISSPOL	1	,2	,2	88,0
ISSFA	2	,3	,3	88,3
Atención privada	58	9,8	9,8	98,1
Entidad religiosa	2	,2	,2	98,3
Saberes populares	2	,3	,3	98,6
Medicina tradicional	8	1,4	1,4	100,0
Total	591	100,0	100,0	

Cuadro 35: 2006, subsistema de salud en pandemia

	Frecuencia	Porcentaje	Porcentaje válido	Porcentaje acumulado
No recibió	78	13,2	13,2	13,2
MSP	146	24,7	24,7	38,0
GAD	1	,2	,2	38,1
IESS	227	38,4	38,4	76,6
ISSFA	2	,3	,3	76,9
Atención privada	117	19,8	19,8	96,8
Entidad religiosa	2	,3	,3	96,9
Saberes populares	4	,7	,7	97,6
Medicina tradicional	14	2,4	2,4	100,0
Total	591	99,8	100,0	

En 2009, Subsistema de salud al votar: IESS 41.3%, MSP 40.1%, No recibió 8.6%, Atención privada 7.6% y el resto de los prestadores de salud tuvieron una frecuencia de atención intrascendente (Cuadro 39). Subsistema de salud prepandemia: IESS 50.1%, MSP 34.7%, Atención privada 9.3%, No recibió 3.6% y el resto de los prestadores de salud tuvieron una frecuencia de atención intrascendente (Cuadro 40). Subsistema de salud en pandemia: IESS 39.3%, MSP 25.2%, Atención privada 18.8%, No recibió 13.2% y el resto de los prestadores de salud tuvieron una frecuencia de atención intrascendente (Cuadro 41).

Cuadro 39: 2009, subsistema de salud al votar

	Frecuencia	Porcentaje	Porcentaje válido	Porcentaje acumulado
No recibió	51	8,6	8,6	8,6
MSP	237	40,1	40,1	48,8
GAD	1	,2	,2	49,0
IESS	244	41,3	41,3	90,3
ISSFA	2	,3	,3	90,7
Atención privada	45	7,6	7,6	98,3
Entidad religiosa	2	,3	,3	98,5
Saberes populares	4	,7	,7	99,2
Medicina tradicional	5	,8	,8	100,0
Total	591	100,0	100,0	

Cuadro 40: 2009, subsistema de salud prepandemia

	Frecuencia	Porcentaje	Porcentaje válido	Porcentaje acumulado
No recibió	21	3,6	3,6	3,6
MSP	205	34,7	34,7	38,3
GAD	1	,2	,2	38,5
IESS	296	50,1	50,1	88,6
ISSFA	2	,3	,3	89,0
Atención privada	55	9,3	9,3	98,3
Entidad religiosa	2	,3	,3	98,5
Saberes populares	2	,3	,3	98,8
Medicina tradicional	7	1,2	1,2	100,0
Total	591	100,0	100,0	

Cuadro 41: 2009, subsistema de salud en pandemia

	Frecuencia	Porcentaje	Porcentaje válido	Porcentaje acumulado
No recibió	78	13,2	13,2	13,2
MSP	149	25,2	25,2	38,5
GAD	1	,2	,2	38,6
IESS	232	39,3	39,3	78,0
ISSFA	2	,3	,3	78,3
Atención privada	111	18,8	18,8	97,1
Entidad religiosa	2	,3	,3	97,3
Saberes populares	4	,7	,7	98,0
Medicina tradicional	12	2,0	2,0	100,0
Total	591	100,0	100,0	

En 2013, Subsistema de salud al votar: IESS 44%, MSP 39.1%, No recibió 7.1%, Atención privada 7.1% y el resto de los prestadores de salud tuvieron una frecuencia de atención intrascendente (Cuadro 45). Subsistema de salud prepandemia: IESS 50.2%, MSP 34.2%, Atención privada 8.6%, No recibió 4.6% y el resto de los prestadores de salud tuvieron una frecuencia de atención intrascendente (Cuadro 46). Subsistema de salud en pandemia: IESS 39.3%, MSP 24.7%, Atención privada 18.6%, No recibió 13.7% y el resto de los prestadores de salud tuvieron una frecuencia de atención intrascendente (Cuadro 47).

Cuadro 45: 2013, subsistema de salud al votar

	Frecuencia	Porcentaje	Porcentaje válido	Porcentaje acumulado
No recibió	42	7,1	7,1	7,1
MSP	231	39,1	39,1	46,3
GAD	2	,3	,3	46,6
IESS	260	44,0	44,0	90,7
ISSPOL	1	,2	,2	90,8
ISSFA	4	,7	,7	91,5
Atención privada	42	7,1	7,1	98,6
Entidad religiosa	2	,3	,3	98,8
Saberes populares	4	,7	,7	99,5
Medicina tradicional	3	,5	,5	100,0
Total	591	100,0	100,0	

Cuadro 46: 2013, subsistema de salud prepandemia

	Frecuencia	Porcentaje	Porcentaje válido	Porcentaje acumulado
No recibió	27	4,6	4,6	4,6
MSP	202	34,2	34,2	38,8
GAD	2	,3	,3	39,2
IESS	297	50,2	50,2	89,5
ISSFA	2	,3	,3	89,8
Atención privada	51	8,6	8,6	98,5
Entidad religiosa	2	,3	,3	98,6
Saberes populares	2	,3	,3	99,0
Medicina tradicional	6	1,0	1,0	100,0
Total	591	100,0	100,0	

Cuadro 47: 2013, subsistema de salud en pandemia

	Frecuencia	Porcentaje	Porcentaje válido	Porcentaje acumulado
No recibió	81	13,7	13,7	13,7
MSP	146	24,7	24,7	38,5
GAD	2	,3	,3	38,8
IESS	232	39,3	39,3	78,1
ISSFA	2	,3	,3	78,5
Atención privada	110	18,6	18,6	97,1
Entidad religiosa	2	,3	,3	97,3
Saberes populares	4	,7	,7	98,0
Medicina tradicional	12	2,0	2,0	100,0
Total	591	100,0	100,0	

En 2017, Subsistema de salud al votar: IESS 46.7%, MSP 39.4%, Atención privada 7.1%, No recibió 5.2%, y el resto de los prestadores de salud tuvieron una frecuencia de atención intrascendente (Cuadro 51). Subsistema de salud prepandemia: IESS 50.6%, MSP 34%, Atención privada 9.1%, No recibió 4.2% y el resto de los prestadores de salud tuvieron una frecuencia de atención intrascendente (Cuadro 52). Subsistema de salud en pandemia: GAD 39.4, MSP 24.9%, Atención privada 18.4%, No recibió 13.9% y el resto de los prestadores de salud tuvieron una frecuencia de atención intrascendente (Cuadro 53).

Cuadro 51: 2017, subsistema de salud al votar

	Frecuencia	Porcentaje	Porcentaje válido	Porcentaje acumulado
No recibió	31	5,2	5,2	5,3
MSP	233	39,4	39,4	44,7
IESS	276	46,7	46,7	91,5
ISSFA	2	,3	,3	91,9
Atención privada	42	7,1	7,1	99,0
Entidad religiosa	1	,2	,2	99,2
Saberes populares	4	,7	,7	99,8
Medicina tradicional	2	,3	,3	100,0
Total	591	100,0	100,0	

Cuadro 52: 2017, subsistema de salud prepandemia

	Frecuencia	Porcentaje	Porcentaje válido	Porcentaje acumulado
No recibió	25	4,2	4,2	4,2
MSP	201	34,0	34,0	38,3
IESS	299	50,6	50,6	89,0
ISSFA	2	,3	,3	89,3
Atención privada	54	9,1	9,1	98,5
Entidad religiosa	2	,3	,3	98,6
Saberes populares	2	,3	,3	99,0
Medicina tradicional	6	1,0	1,0	100,0
Total	591	99,8	100,0	

Cuadro 53: 2017, subsistema de salud en pandemia				
	Frecuencia	Porcentaje	Porcentaje válido	Porcentaje acumulado
No recibió	82	13,9	13,9	13,9
MSP	147	24,9	24,9	38,8
GAD	233	39,4	39,4	78,3
IESS	2	,3	,3	78,6
Atención privada	109	18,4	18,4	97,1
Entidad religiosa	2	,3	,3	97,3
Saberes populares	4	,7	,7	98,0
Medicina tradicional	12	2,0	2,0	100,0
Total	591	100,0	100,0	

En 2021, Subsistema de salud al votar: IESS 46.4%, MSP 38.7%, Atención privada 7.8%, No recibió 5.1%, y el resto de los prestadores de salud tuvieron una frecuencia de atención intrascendente (Cuadro 57). Subsistema de salud prepandemia: IESS 50.9%, MSP 34.5%, Atención privada 9.6%, No recibió 2.7% y el resto de los prestadores de salud tuvieron una frecuencia de atención intrascendente (Cuadro 58). Subsistema de salud en pandemia: IESS 40.6%, MSP 26.6%, Atención privada 20.6%, No recibió 8% y el resto de los prestadores de salud tuvieron una frecuencia de atención intrascendente (Cuadro 59).

Cuadro 57: 2021, subsistema de salud al votar				
	Frecuencia	Porcentaje	Porcentaje válido	Porcentaje acumulado
No recibió	30	5,1	5,1	5,1
MSP	229	38,7	38,7	43,9
IESS	274	46,4	46,4	90,3
ISSPOL	1	,2	,2	90,5
ISSFA	4	,7	,7	91,2
Atención privada	46	7,8	7,8	99,0
Entidad religiosa	1	,2	,2	99,2
Saberes populares	4	,7	,7	99,8
Medicina tradicional	2	,3	,3	100,0
Total	591	99,8	100,0	

Cuadro 58: 2021, subsistema de salud prepandemia

	Frecuencia	Porcentaje	Porcentaje válido	Porcentaje acumulado
No recibió	16	2,7	2,7	2,7
MSP	204	34,5	34,5	37,3
IESS	301	50,9	50,9	88,3
ISSFA	4	,7	,7	89,0
Atención privada	57	9,6	9,6	98,6
Entidad religiosa	1	,2	,2	98,8
Saberes populares	4	,7	,7	99,3
Medicina tradicional	4	,7	,7	100,0
Total	591	100,0	100,0	

Cuadro 59: 2021, subsistema de salud en pandemia

	Frecuencia	Porcentaje	Porcentaje válido	Porcentaje acumulado
No recibió	47	8,0	8,0	8,0
MSP	157	26,6	26,6	34,6
GAD	1	,2	,2	34,7
IESS	240	40,6	40,6	75,4
ISSFA	4	,7	,7	76,1
Atención privada	122	20,6	20,6	96,8
Entidad religiosa	2	,3	,3	96,9
Saberes populares	4	,7	,7	97,6
Medicina tradicional	14	2,4	2,4	100,0
Total	591	100,0	100,0	

En el análisis de la evolución ideológica en lo referente al nivel educativo al votar en los años 1992, 1996, 1998, 2002, 2006, 2009, 2013, 2017, 2021 contrastado con la realidad educativa al momento de la entrevista, quedando evidenciado en las siguientes Tablas de contingencia.

Tabla de contingencia 1: 1992 "Nivel educativo al votar * Nivel educativo en la entrevista"

1992, Nivel educativo al votar	1992: Nivel educativo al momento de la entrevista							Total
	Analfabeto	Alfabetizado	Educación inicial	Educación básica	Bachillerato	Educación superior	Ed intercul bilingüe	
Analfabeto	14	1	0	0	0	0	0	15
Alfabetizado	0	8	3	3	0	0	0	14
Educación inicial	0	0	35	3	0	0	0	38
Educación básica	0	0	3	182	9	7	0	201
Bachillerato	0	0	0	3	162	54	0	219
Educación superior	0	0	0	0	0	90	13	103
Ed intercul bilingüe	0	0	0	0	0	0	1	1
Total	14	9	41	191	171	151	14	591

Pruebas de chi-cuadrado

	Valor	gl	Sig. asintótica (bilateral)
Chi-cuadrado de Pearson	2140,431	36	,000
Razón de verosimilitudes	1198,627	36	,000
Asociación lineal por lineal	508,038	1	,000
N de casos válidos	591		

a. 34 casillas (69,4%) tienen una frecuencia esperada inferior a 5. La frecuencia mínima esperada es ,01.

Tabla de contingencia 2: 1996 "Nivel educativo al votar * Nivel educativo en la entrevista"

1996: Nivel educativo al votar	1996: Nivel educativo al momento de la entrevista							Total
	Analfabeto	Alfabetizado	Educación inicial	Educación básica	Bachillerato	Educación superior	Ed intercul bilingüe	
Analfabeto	13	1	0	0	0	0	0	14
Alfabetizado	1	9	3	0	0	0	0	13
Educación inicial	0	1	36	3	0	0	0	40
Educación básica	0	0	1	184	9	3	0	197
Bachillerato	0	0	0	3	154	30	0	187
Educación superior	0	0	0	0	0	126	13	139
Ed intercul bilingüe	0	0	0	0	0	0	1	1
Total	14	11	40	190	163	159	14	591

Pruebas de chi-cuadrado

	Valor	gl	Sig. asintótica (bilateral)
Chi-cuadrado de Pearson	2283,669[a]	36	,000
Razón de verosimilitudes	1325,969	36	,000
Asociación lineal por lineal	539,992	1	,000
N de casos válidos	591		

a. 34 casillas (69,4%) tienen una frecuencia esperada inferior a 5. La frecuencia mínima esperada es ,02.

Tabla de contingencia 3: 1998 "Nivel educativo al votar * Nivel educativo en la entrevista"

1996: Nivel educativo al votar	1998: Nivel educativo al momento de la entrevista							
	Analfabeto	Alfabetizado	Educación inicial	Educación básica	Bachillerato	Educación superior	Ed intercul bilingüe	Total
Analfabeto	13	0	0	0	0	0	0	13
Alfabetizado	1	8	1	0	0	0	0	10
Educación inicial	0	0	33	5	2	0	0	40
Educación básica	0	0	0	189	6	3	0	198
Bachillerato	0	0	2	3	155	22	0	182
Educación superior	0	0	0	1	0	144	1	146
Ed intercul bilingüe	0	0	0	0	0	0	1	1
Total	14	8	36	198	164	169	2	591

Pruebas de chi-cuadrado

	Valor	gl	Sig. asintótica (bilateral)
Chi-cuadrado de Pearson	2708,261[a]	42	,000
Razón de verosimilitudes	1322,272	42	,000
Asociación lineal por lineal	141,653	1	,000
N de casos válidos	591		

a. 41 casillas (73,2%) tienen una frecuencia esperada inferior a 5. La frecuencia mínima esperada es ,00.

Tabla de contingencia 4: 2002 "Nivel educativo al votar * Nivel educativo en la entrevista"

2002: Nivel educativo al votar	2002: Nivel educativo al momento de la entrevista							
	Analfabeto	Alfabetizado	Educación inicial	Educación básica	Bachillerato	Educación superior	Ed intercul bilingüe	Total
Analfabeto	13	0	0	0	0	0	0	13
Alfabetizado	1	8	1	0	0	0	0	10
Educación inicial	0	0	35	5	0	0	0	40
Educación básica	0	1	0	186	6	1	0	194
Bachillerato	0	0	0	4	158	17	0	179
Educación superior	0	0	0	1	0	150	1	152
Ed intercul bilingüe	0	0	0	0	0	0	2	2
Total	14	9	36	196	164	168	3	590

Pruebas de chi-cuadrado

	Valor	gl	Sig. asintótica (bilateral)
Chi-cuadrado de Pearson	2847,060[a]	36	,000
Razón de verosimilitudes	1391,741	36	,000
Asociación lineal por lineal	553,908	1	,000
N de casos válidos	590		

a. 34 casillas (69,4%) tienen una frecuencia esperada inferior a 5. La frecuencia mínima esperada es ,01.

Tabla de contingencia 5: 2006 "Nivel educativo al votar * Nivel educativo en la entrevista"

2006: Nivel educativo al votar	2006: Nivel educativo al momento de la entrevista							Total
	Analfabeto	Alfabetizado	Educación inicial	Educación básica	Bachillerato	Educación superior	Ed intercul bilingüe	
Analfabeto	13	0	0	0	0	0	0	13
Alfabetizado	1	8	1	0	0	0	0	10
Educación inicial	0	0	38	2	0	0	0	40
Educación básica	0	0	0	187	4	0	0	191
Bachillerato	0	0	0	2	162	15	0	179
Educación superior	0	0	0	1	0	153	1	155
Ed intercul bilingüe	0	0	0	0	0	0	2	2
Total	14	8	39	192	166	168	3	590

Pruebas de chi-cuadrado

	Valor	gl	Sig. asintótica (bilateral)
Chi-cuadrado de Pearson	2995,512[a]	36	,000
Razón de verosimilitudes	1474,978	36	,000
Asociación lineal por lineal	566,525	1	,000
N de casos válidos	590		

a. 34 casillas (69,4%) tienen una frecuencia esperada inferior a 5. La frecuencia mínima esperada es ,01.

Tabla de contingencia 6: 2009 "Nivel educativo al votar * Nivel educativo en la entrevista"

2009: Nivel educativo al votar	2009: Nivel educativo al momento de la entrevista							Total
	Analfabeto	Alfabetizado	Educación inicial	Educación básica	Bachillerato	Educación superior	Ed intercul bilingüe	
Analfabeto	13	0	0	0	0	0	0	13
Alfabetizado	1	8	1	0	0	0	0	10
Educación inicial	3	0	31	5	0	0	1	40
Educación básica	0	0	0	188	3	0	0	191
Bachillerato	0	0	0	2	162	11	0	175
Educación superior	0	0	0	1	1	156	1	159
Ed intercul bilingüe	0	0	0	0	0	0	2	2
Total	17	8	32	196	166	167	4	590

Pruebas de chi-cuadrado

	Valor	gl	Sig. asintótica (bilateral)
Chi-cuadrado de Pearson	2833,962ª	42	,000
Razón de verosimilitudes	1451,638	42	,000
Asociación lineal por lineal	540,933	1	,000
N de casos válidos	590		

a. 39 casillas (69,6%) tienen una frecuencia esperada inferior a 5. La frecuencia mínima esperada es ,00.

Tabla de contingencia 7: 2013 "Nivel educativo al votar * Nivel educativo en la entrevista"

2013: Nivel educativo al votar	2013: Nivel educativo al momento de la entrevista							Total
	Analfabeto	Alfabetizado	Educación inicial	Educación básica	Bachillerato	Educación superior	Ed intercul bilingüe	
Analfabeto	13	0	0	0	0	0	0	13
Alfabetizado	1	6	1	0	0	0	0	8
Educación inicial	0	0	36	4	0	0	0	40
Educación básica	0	2	0	188	3	0	0	193
Bachillerato	0	0	0	2	162	11	0	175
Educación superior	0	0	0	1	0	157	1	159
Ed intercul bilingüe	0	0	0	0	0	0	2	2
Total	14	8	37	195	165	168	3	590

Pruebas de chi-cuadrado

	Valor	gl	Sig. asintótica (bilateral)
Chi-cuadrado de Pearson	2848,393ª	36	,000
Razón de verosimilitudes	1465,570	36	,000
Asociación lineal por lineal	562,305	1	,000
N de casos válidos	590		

a. 34 casillas (69,4%) tienen una frecuencia esperada inferior a 5. La frecuencia mínima esperada es ,01.

Tabla de contingencia 8: 2017 "Nivel educativo al votar * Nivel educativo en la entrevista"

2017: Nivel educativo al votar	2017: Nivel educativo al momento de la entrevista							Total
	Analfabeto	Alfabetizado	Educación inicial	Educación básica	Bachillerato	Educación superior	Ed intercul bilingüe	
Analfabeto	14	0	0	0	0	0	0	14
Alfabetizado	0	8	1	0	0	0	0	9
Educación inicial	0	0	36	3	0	0	0	39
Educación básica	0	1	1	187	3	0	0	192
Bachillerato	0	0	0	2	162	8	0	172
Educación superior	0	0	0	1	0	160	1	162
Ed intercul bilingüe	0	0	0	0	0	0	2	2
Total	14	9	38	193	165	168	3	590

Pruebas de chi-cuadrado

	Valor	gl	Sig. asintótica (bilateral)
Chi-cuadrado de Pearson	3038,422^a	36	,000
Razón de verosimilitudes	1500,118	36	,000
Asociación lineal por lineal	568,669	1	,000
N de casos válidos	590		

a. 34 casillas (69,4%) tienen una frecuencia esperada inferior a 5. La frecuencia mínima esperada es ,01.

Tabla de contingencia 9: 2021 "Nivel educativo al votar * Nivel educativo en la entrevista"

2021: Nivel educativo al votar	2021: Nivel educativo al momento de la entrevista							Total
	Analfabeto	Alfabetizado	Educación inicial	Educación básica	Bachillerato	Educación superior	Ed intercul bilingüe	
Analfabeto	13	0	0	0	0	0	0	13
Alfabetizado	1	10	1	0	0	0	0	12
Educación inicial	1	0	35	2	0	0	0	38
Educación básica	0	0	2	188	3	0	0	193
Bachillerato	0	0	0	2	162	7	0	171
Educación superior	0	0	0	1	0	159	1	161
Ed intercul bilingüe	0	0	0	0	0	0	2	2
Total	15	10	38	193	165	166	3	590

Pruebas de chi-cuadrado

	Valor	gl	Sig. asintótica (bilateral)
Chi-cuadrado de Pearson	2982,311[a]	36	,000
Razón de verosimilitudes	1508,782	36	,000
Asociación lineal por lineal	568,996	1	,000
N de casos válidos	590		

a. 34 casillas (69,4%) tienen una frecuencia esperada inferior a 5. La frecuencia mínima esperada es ,01.

Discusión

Nuestros hallazgos concluyen que en el año **1992** el 46.6% voto por Sixto Durán-Ballén y 15.4% por Jaime Nebot que representan una propuesta político-ideológica conservadora o de derecha (62%); frente al 12.4% de Abdalá Bucaram y 12% de León Roldós que son políticamente populistas. En relación con el Nivel educativo al votar tenían Bachillerato el 37.4%, Educación básica 34.0%, Educación superior 17.4% y el resto de los niveles educativos tuvieron una votación intrascendente. Nivel educativo al momento de la entrevista tenían Educación básica 32.3%, Bachillerato 28.9%, Educación superior 25.5% y el resto de los niveles educativos tuvieron una votación intrascendente. El Subsistema de salud al votar: MSP 45.3%, IESS 29.9%, No recibió 11.3%, Atención privada 8% y el resto de los prestadores de salud tuvieron una frecuencia de atención intrascendente. Subsistema de salud prepandemia: IESS 43.7%, MSP 36.7%, Atención privada 9.1% y el resto de los prestadores de salud tuvieron una frecuencia de atención intrascendente. Subsistema de salud en pandemia: IESS 34.9%, MSP 26.1%, Atención privada 19.6%, No recibió 14.6% y el resto de los prestadores de salud tuvieron una frecuencia de atención intrascendente. En **1996** el 31.4% voto por Jaime Nebot de derecha y 28.3% voto por Abdalá Bucaram que es populista. En relación con el Nivel educativo al votar tenían Educación básica 33.3%, Bachillerato 31.6%, Educación superior 23.5% y el resto de los niveles educativos tuvieron una votación intrascendente. Nivel educativo al momento de la entrevista tenían Educación básica 32.1%, Bachillerato 27.6%, Educación superior 26.9% y el resto de los niveles educativos tuvieron una votación intrascendente. El Subsistema de salud al votar: MSP 42.8%, IESS 32.8%, No recibió 11.8%, Atención privada 8.1% y el resto de los prestadores de salud tuvieron una frecuencia de atención intrascendente. Subsistema de salud prepandemia: IESS 45.7%, MSP 35.2%, Atención privada 9.6% y el resto de los prestadores de salud tuvieron una frecuencia de atención intrascendente. Subsistema de salud en pandemia: IESS 36.9%, MSP 24.9%, Atención privada 19.%, No recibió 14.4% y el resto de los prestadores de salud tuvieron una frecuencia de atención intrascendente. En **1998** el 31.5% voto por Jamil Mahuad de la Democracia Popular-Unión Demócrata Cristiana,, 30.1% por Álvaro Noboa que es Empresario-Populista y 19.5% por Rodrigo Borja de Izquierda Democrática. En relación con el Nivel educativo al votar tenían Educación básica 33.5%, Bachillerato 30.8%, Educación superior 24.7%, y el resto de los niveles educativos tuvieron una votación intrascendente. Nivel educativo al momento de la entrevista: Educación básica 33.5%, Educación superior 28.6%, Bachillerato 27.7%, y el resto de los niveles educativos tuvieron una votación intrascendente. El Subsistema de salud al votar: MSP 43.8%, IESS 35.2%, No recibió 9.8%, Atención privada 8% y el resto de los prestadores de salud tuvieron una frecuencia de atención intrascendente. Subsistema de salud prepandemia: IESS 45.6%, MSP 35.1%, Atención privada 9.8%, No recibió 6.4% y el resto de los prestadores de salud tuvieron una frecuencia de atención intrascendente. Subsistema de salud en pandemia: IESS 37.1%, MSP 25.2%, Atención privada 19%, No recibió 14.6% y el resto de los prestadores de salud tuvieron una frecuencia de atención intrascendente. En **2002** el 27.7% voto por Álvaro Noboa, 26.4% por Lucio Gutiérrez que es político, empresario, licenciado en Educación Física, ingeniero civil y exmilitar creo el Partido Sociedad Patriótica. En relación con el Nivel educativo al votar tenían Educación básica 32.9%, Bachillerato 30.3%, Educación superior 25.8%, y el resto de los niveles educativos tuvieron una votación intrascendente. Nivel educativo al momento de la entrevista: Educación básica 33.2%, Educación superior 28.4%, Bachillerato 27.7%, y el resto de los niveles educativos tuvieron una votación intrascendente. El Subsistema de salud al votar: MSP 42%, IESS 37.2%, No recibió 9.8%, Atención privada 8.1% y el resto de los prestadores de salud tuvieron una frecuencia de atención intrascendente. Subsistema de salud prepandemia: IESS 48.1%, MSP 34.5%, Atención privada 9.5%, No recibió 4.9% y el resto de los prestadores de salud tuvieron una frecuencia de atención intrascendente. Subsistema de salud en pandemia: IESS 38.2%, MSP 25%, Atención privada 19%, No recibió 13.9% y el resto de los prestadores de salud tuvieron una frecuencia de atención intrascendente. En **2006** el 67.5% voto por Rafael Correa Delgado que es político, catedrático y economista del Movimiento Alianza PAIS y el 17.3% por Álvaro Noboa. En relación con el

Nivel educativo al votar tenían Educación básica 32.4%, Bachillerato 30.3%, Educación superior 26.3%, y el resto de los niveles educativos tuvieron una votación intrascendente. Nivel educativo al momento de la entrevista: Educación básica 33.5%, Educación superior 28.4%, Bachillerato 28.1%, y el resto de los niveles educativos tuvieron una votación intrascendente. El Subsistema de salud al votar: MSP 40%, IESS 40%, No recibió 9.5%, Atención privada 8.1% y el resto de los prestadores de salud tuvieron una frecuencia de atención intrascendente. Subsistema de salud prepandemia: IESS 48.1%, MSP 34.7%, Atención privada 9.8%, No recibió 4.7% y el resto de los prestadores de salud tuvieron una frecuencia de atención intrascendente. Subsistema de salud en pandemia: IESS 38.4%, MSP 24.7%, Atención privada 19.8%, No recibió 13.2% y el resto de los prestadores de salud tuvieron una frecuencia de atención intrascendente. En **2009** el 64.8% voto por Rafael Correa Delgado, el 16.1% por Álvaro Noboa y el 8.5% por Lucio Gutiérrez. En relación con el Nivel educativo al votar tenían Educación básica 32.3%, Bachillerato 29.6%, Educación superior 26.9%, y el resto de los niveles educativos tuvieron una votación intrascendente. Nivel educativo al momento de la entrevista: Educación básica 33.2%, Educación superior 28.3%, Bachillerato 28.1%, y el resto de los niveles educativos tuvieron una votación intrascendente. El Subsistema de salud al votar: IESS 41.3%, MSP 40.1%, No recibió 8.6%, Atención privada 7.6% y el resto de los prestadores de salud tuvieron una frecuencia de atención intrascendente.

Subsistema de salud prepandemia: IESS 50.1%, MSP 34.7%, Atención privada 9.3%, No recibió 3.6% y el resto de los prestadores de salud tuvieron una frecuencia de atención intrascendente. Subsistema de salud en pandemia: IESS 39.3%, MSP 25.2%, Atención privada 18.8%, No recibió 13.2% y el resto de los prestadores de salud tuvieron una frecuencia de atención intrascendente. En **2013** el 55.5% voto por Lenin Moreno Garcés, 21.7% por Guillermo Lasso. En relación con el Nivel educativo al votar tenían Educación básica 32.7%, Bachillerato 29.6%, Educación superior 26.9%, y el resto de los niveles educativos tuvieron una votación intrascendente. Nivel educativo al momento de la entrevista: Educación básica 33%, Educación superior 28.4%, Bachillerato 27.9%, y el resto de los niveles educativos tuvieron una votación intrascendente. El Subsistema de salud al votar: IESS 44%, MSP 39.1%, No recibió 7.1%, Atención privada 7.1% y el resto de los prestadores de salud tuvieron una frecuencia de atención intrascendente. Subsistema de salud prepandemia: IESS 50.2%, MSP 34.2%, Atención privada 8.6%, No recibió 4.6% y el resto de los prestadores de salud tuvieron una frecuencia de atención intrascendente. Subsistema de salud en pandemia: IESS 39.3%, MSP 24.7%, Atención privada 18.6%, No recibió 13.7% y el resto de los prestadores de salud tuvieron una frecuencia de atención intrascendente. En **2017** el 50.8% voto por Lenin Moreno Garcés, 31.2% por Guillermo Lasso. En relación con el Nivel educativo al votar: Educación básica 32.5%, Bachillerato 29.2%, Educación superior

27.5%, y el resto de los niveles educativos tuvieron una votación intrascendente. Nivel educativo al momento de la entrevista tenía Educación básica 32.7%, Educación superior 28.4%, Bachillerato 27.9%, y el resto de los niveles educativos tuvieron una votación intrascendente. El Subsistema de salud al votar: IESS 46.7%, MSP 39.4%, Atención privada 7.1%, No recibió 5.2%, y el resto de los prestadores de salud tuvieron una frecuencia de atención intrascendente. Subsistema de salud prepandemia: IESS 50.6%, MSP 34%, Atención privada 9.1%, No recibió 4.2% y el resto de los prestadores de salud tuvieron una frecuencia de atención intrascendente. Subsistema de salud en pandemia: GAD 39.4, MSP 24.9%, Atención privada 18.4%, No recibió 13.9% y el resto de los prestadores de salud tuvieron una frecuencia de atención intrascendente. En **2021** el 40.7% voto por Guillermo Lasso y 31.7% por Andrés Arauz. En relación con el Nivel educativo al votar: Educación básica 32.7%, Bachillerato 28.9%, Educación superior 27.2%, y el resto de los niveles educativos tuvieron una votación intrascendente. Nivel educativo al momento de la entrevista tenía Educación básica 32.7%, Educación superior 28.1%, Bachillerato 27.9%, y el resto de los niveles educativos tuvieron una votación intrascendente. El Subsistema de salud al votar: IESS 46.4%, MSP 38.7%, Atención privada 7.8%, No recibió 5.1%, y el resto de los prestadores de salud tuvieron una frecuencia de atención intrascendente. Subsistema de salud prepandemia: IESS 50.9%, MSP 34.5%, Atención privada 9.6%, No recibió 2.7% y el resto de los prestadores de salud tuvieron una frecuencia de atención intrascendente. Subsistema de salud en pandemia: IESS 40.6%, MSP 26.6%, Atención privada 20.6%, No recibió 8% y el resto de los prestadores de salud tuvieron una frecuencia de atención intrascendente.

Conclusiones y recomendaciones

Conclusiones

- Los valores éticos, morales y ciudadanos se deterioran progresivamente por la búsqueda sin resultados del camino político-ideológico en la vida cotidiana del pueblo ecuatoriano.
- No se genera una identificación político-ideológica estable del pueblo ecuatoriano en ninguno de sus niveles socioculturales o académicos por la interferencia exprofesa del poder político-económico de turno logrando confundir mayoritariamente las decisiones electorales de los ecuatorianos.
- La maliciosa propuesta electoral de características populistas utilizada por la clase política ecuatoriana disfrazada o no de cualquier tendencias de izquierda o derecha.
- La desesperanza y desilusión fortalecida por el engaño demagógico generalizado desde los Movimientos y Partidos políticos han fraccionado los criterios morales, éticos, cívicos y patrióticos en la población general del Ecuador.

Recomendaciones

- Partidos políticos, gremios y otras organizaciones civiles deben contribuir en la formación de lideres locales y nacionales que permitan estimular la voluntad ciudadana para desarrollar la estabilidad ideológica a mediano y largo plazo; desarrollando la competitividad, estabilidad y continuidad del pensamiento político nacional.

- Crear espacios de desarrollo socio-comunitario comenzando en las zonas poblacionales donde reine la violencia y en todos los casos vinculado a actividades productivas autosustentables.
- Generar espacios físicos comunitarios donde se involucren, activamente, las autoridades locales de elección popular.
- Propiciar el intercambio de experiencias entre los diferentes barrios o comunidades vinculados a premios individuales y grupales.
- Apoyar a las organizaciones e investigadores con experiencia en desarrollo poblacional usando, sistemáticamente, datos y evidencia positiva para el desarrollo ciudadano.

Referencias Bibliográficas

Andrés Mejía. 2002. El eslabón perdido de la representación. FLACSO Ecuador. https://dialnet.unirioja.es/servlet/libro?codigo=741467

Ayala Mora ME, 2008. Historia del Ecuador. *https://repositorio.uasb.edu.ec*

Constitución Política de la Republica del Ecuador. https://www.lexis.com.ec/biblioteca/constitucion-republica-ecuador

Doctrina de Seguridad Nacional. https://repositorio.iaen.edu.ec/

García Escovar, Carlos A. 1992. "La inconsistencia ideológica del pueblo ecuatoriano, y de qué manera esta actitud psicosocial ha influido en el desarrollo político, social, económico y cultural del Ecuador de 1.970 A 1.991". Trabajo de Investigación Individual del XIX Curso Superior de Seguridad Nacional y Desarrollo. Quito: IAEN. 97p. https://repositorio.iaen.edu.ec/xmlui/handle/24000/4421

González Suárez, Federico, 1890. Historia general de la República del Ecuador. Tomo I. http://repositorio.casadelacultura.gob.ec/handle/34000/960

Ley de Seguridad Nacional y Reglamento. https://repositorio.iaen.edu.ec/

Rubia Francisco, 2019. El pensamiento dualista: ideologías, creencias, fanatismo. https://dialnet.unirioja.es/servlet/libro?codigo=741467

VIII Censo de Población, VII de Vivienda y I de Comunidades de Ecuador del 2022. https://www.censoecuador.gob.ec/

Anexos

Estudiantes de la carrera de medicina en Facultad de Ciencias Médicas que participaron en la recolección de la información en campo:

43 estudiantes de Fisiopatología I, 4° semestre paralelo A. (Antony José Bailón Ganchozo, Bagner Camilo Briones Menéndez, Luis Andrés Chango Cevallos, Lorena Saleth Freire Bermúdez, Richard José Carrión Chica, Daliany Danae Cedeño Mora, María Mercedes Macías Mendoza, Ibis Romina Amaiquema Alay, Erick Avelino Reyes Rivera, Mariuxi Aurora Ocampo Guerra, Samuel Patricio Cadena Pastas, John Henry Mendoza García, Cedeño Bolaños Andrea Patricia, Wendy Daniela Solorzano Castro, Thairyn Salome Alban Álava, Melanie Samanta Murillo Bastidas, Helly Mercedes Rosero, María Daniela Muñoz Intriago, Gabriela Brigitte García Jama, Lisbeth Delgado Chávez, Eneida Jamileth Intriago Alcívar, Kiara Nicole San Lucas Alcívar, Carlos Iván Yépez Reyes, Carlos Jair Peñarrieta Cedeño, Yeraly Michelle Veliz Mantuano, Yandri Steven Pincay Cedeño, Eliana Adamaris Chávez Anchundia, Danahe Mero Estrada, Edy Briones Alcívar, Nohelia Paulette Jácome David, Ponce Morales Julieth Annabella, Jeniffer Adriana Bravo Baren, Pierina Lilibeth García Zambrano, Gabriela Brigitte García Jama, Eneida Jamileth Intriago Alcívar, Antony Jesús Gaón Fernández, Eliana Adamaris Chávez Anchundia, Jhojann Luis Demera García, Jasir Moreira Conforme, Keyla Maday Mendoza Vélez, Nayibe Anthonella Romero Álvarez, Gislainer Lilibeth Delgado Moreira, Dennys Jordano Pinargote Vera)

32 estudiantes de Fisiopatología I, 4° semestre paralelo B. (Emily Jickzabeth Chiliquinga Hidalgo, Adriana Saltos Choez, Melany Yomaira Loor García, Michelle Veliz Reyna, Cristhian Alexander Ramírez Murillo, Paula Doménica Álvarez Vega, Rueda Macay Luisa Fernanda, Alexis Leonardo Baque Jalca, Annyka María Mero Anchundia, Salma Valeria Romero Carrillo, Leonardo Stephano Ponce Saltos, Iván Alejandro Vásquez Morales, Álvarez Villavicencio Andrea Belén, Paz Cedeño Crsithian Josué, Mariana Elizabeth Armijos Muñoz, Carriel Milena, Kevin Santiago Dávila Espinoza, Jesús David Franco Moreira, Nicole Anahí Intriago García, Roselyn Samantha Zambrano Zambrano, Sarabia Cobos Marcos Rene, Jonathan Alexis Gualaquiza Tibanlombo, Ilse Cedeño Durán, Álvarez Villavicencio Andrea Belén, Mariana Elizabeth Armijos Muñoz, Kevin Santiago Dávila Espinoza, Nicole Anahí Intriago García, Sarabia Cobos Marcos Rene, Cristhian Said Galán Zambrano, Ainoa Cristina Alvarado Domínguez, Gabriel Mera

Balda, Bryan Fabricio Anchundia Pilligua, Yonathan Steve Valencia Balcázar, Adela Nakara Intriago Vera)

54 estudiantes de Fisiopatología II, 5° semestre paralelo A. (Ashly Valentina Mendoza Ponce, Mero Moreira Maythe Katihuska, María Michelle Cruzatty Macias, Romina Escobar Zambrano, Melanie Sarmiento Álava, Rodríguez Ponce Carlos Joseph, Kiara Mendoza Sánchez, Over Michel González Parra, Kiara Mendoza Sánchez, Machuca Román Wesley Steven, Denisse Dayanara Delgado, Nathaly Andrea Merizalde Mejía, Carlos Anwar Molina Barcia, David Fernando Bravo Macías, Rivas García María Fernanda, Samuel Aguilar Pincay, Justin Macías Solórzano, Leonardo López Yoza, Precichi Fajardo Magda Ilianna, María Monserrate Barcia Muñoz, Mayerli Stefania Espinoza Santos, Rashel Basurto Loor, Cedeño Reyes Freddy Homero, Adonis Gadulfo González Espinoza, Fiamma Gabriela Iriarte Rodríguez, Angeline Priscila Salazar Ibarra, Keyla Alcívar Hidalgo, Tiffany Nicole Mieles Bailón, Scarlet Michelle Espinoza Alcívar, Mirna Karolina Polanco Freile, David Fernando Bravo Macías, Rivas García María Fernanda, Samuel Aguilar Pincay, Justin Macías Solórzano, Leonardo López Yoza, Precichi Fajardo Magda Ilianna, María Monserrate Barcia Muñoz, Mayerli Stefania Espinoza Santos, Rashel Basurto Loor, Cedeño Reyes Freddy Homero, Adonis Gadulfo González Espinoza, Fiamma Gabriela Iriarte Rodríguez, Angeline Priscila Salazar Ibarra, Keyla Alcívar Hidalgo, Tiffany Nicole Mieles Bailón, Mirna Karolina Polanco Freile, Vania Valderrama Molina, Hernández Macías Erika Romina, Thaís Nicole Holguín Briones, Cevallos Posligua David Eduardo, Herrera Chica Sebastián Rafael, Maholy Nicole Loor Parrales, Brithany Castro Rocohano, López Herrera Keyla Danuska)

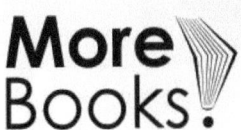 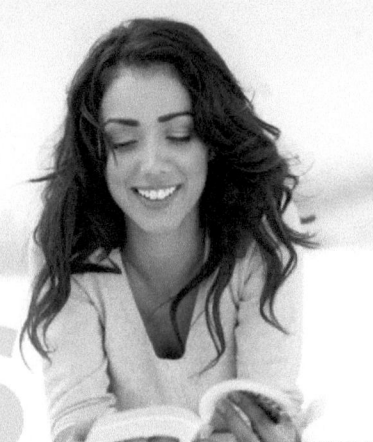

I want morebooks!

Buy your books fast and straightforward online - at one of world's fastest growing online book stores! Environmentally sound due to Print-on-Demand technologies.

Buy your books online at
www.morebooks.shop

¡Compre sus libros rápido y directo en internet, en una de las librerías en línea con mayor crecimiento en el mundo! Producción que protege el medio ambiente a través de las tecnologías de impresión bajo demanda.

Compre sus libros online en
www.morebooks.shop

info@omniscriptum.com
www.omniscriptum.com

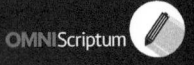

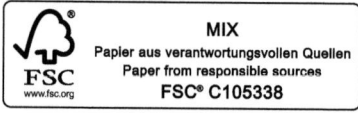

Printed by Books on Demand GmbH, Norderstedt / Germany